DISCLAIMER

Quanto riportato in questo libro deriva dall'esperienza dell'Autore e viene espresso come semplice informazione, pertanto, non ha in alcun modo i caratteri della consulenza clinica per programmare percorsi diagnostici o scelte terapeutiche per i quali sarà necessario che ciascuno si rivolga al proprio Medico curante al quale in nessuna maniera ci si intende sostituire!

Conseguentemente, l'Autore e l'Editore di questo volume declinano ogni responsabilità in relazione ad eventuali danni diretti od indiretti, di qualunque natura ed entità, possano essere derivati dall'uso più o meno inappropriato delle informazioni contenute in questo libro.

E TU ...HAI LA PRESSIONE ALTA?

PAOLO PANCERA

E TU ...HAI LA PRESSIONE ALTA?

SE LA RISPOSTA È "SÌ" ...
... LEGGI QUESTE PAGINE
PERCHÉ SONO STATE SCRITTE PROPRIO
PER CHI, COME TE, È IPERTESO
E DESIDERA CONOSCERE
CHE COS'È L'IPERTENSIONE ARTERIOSA
E COME PORVI RIMEDIO

SE LA RISPOSTA È "NO"

MERITA COMUNQUE CHE TU LE LEGGA
PERCHÉ SONO STATE SCRITTE
ANCHE PER RISPONDERE
A QUESITI, DUBBI,
SUL PROBLEMA IPERTENSIONE,
E DARE CHIARIMENTI E RISPOSTE
AD OGNI PERSONA
ATTENTA ALLA VITA E LA AMA

www.dottorpaolopancera.com

Codice ISBN: 9798775892708

A tutti i miei Pazienti che con le loro domande, i loro timori e le loro storie, hanno contribuito a suscitare in me il desiderio di scrivere queste pagine per cercare di dare un aiuto e fornire chiarimenti a quanti ne sentano il bisogno pur senza esprimerlo.

A Rita, Elena, Diana e Paola che mi hanno sempre sostenuto ed aiutato.

Ed anche a Tigre e Dolcino i due micetti che ci insegnano ogni giorno il valore della pet therapy!

Lo scorso 17 maggio è stata celebrata la *XVII Giornata Mondiale contro l'Ipertensione Arteriosa*. Sono numerose le iniziative che negli ultimi anni si sono proposte di accrescere la consapevolezza nelle persone in merito a tale problema.

Anche le realtà assistenziali in senso lato hanno organizzato, nelle maniere a ciascuna più congeniali, un'offerta di consulenze per le persone con ipertensione arteriosa. Gli Ospedali in particolare hanno dato vita pressoché in ogni sede ad Ambulatori dedicati. In alcune di tali strutture, tra l'altro, l'offerta assistenziale sia come Medici ed Infermieri professionalmente applicati a tale problematica che come dotazione laboratoristica e strumentale dedicate all'analisi di base ed anche approfondita, di secondo livello come si dice abitualmente, è divenuta negli anni molto diffusa. Alcuni di essi sono stati riconosciuti come ***Centri di Riferimento nazionale da parte della Società Italiana dell'Ipertensione Arteriosa.*** Tra questi figura anche quello che con i miei Collaboratori abbiamo avviato molti anni fa presso il reparto di Medicina Interna dell'Ospedale *Mater Salutis* di Legnago, in provincia di Verona, di cui sono stato il Direttore per sedici anni.

L'ipertensione arteriosa è stato per me fin dagli anni dell'Università un argomento di grande interesse, merito indiscusso dei miei Maestri il compianto Professor Ludovico Antonio Scuro ed il Professor Alessandro Lechi.

Sono profondamente convinto che la consapevolezza di una persona nei confronti di un proprio problema sia il primo passo, imprescindibile, perché essa possa affrontare nel migliore dei modi quanto le viene diagnosticato e le prescrizioni, relative a stile di vita ed eventualmente a farmaci, che vengano proposte come terapia, dando vita in tal modo ad una vera coesione tra Medico e Paziente.

Dopo tanti momenti di incontro ambulatoriale con Pazienti ipertesi e tenendo presente quanto dalle discussioni con loro emergeva, ho pensato dunque di scrivere queste pagine impostando il lavoro, per dir così, su due livelli: una prima parte del tutto divulgativa e, se gli spunti da essa offerti fossero in grado di stimolare l'interesse e la curiosità di un lettore, una seconda serie di "chiacchierate" su aspetti specifici relativi al problema ipertensione. Ho cercato in particolare di dare appunto una risposta alle domande che abitualmente ci vengono rivolte in Ambulatorio. Quesiti che, se non chiariti, spesso potrebbero essere fonte di incomprensioni per non parlare di dubbi o addirittura di angosce. Tutte situazioni che non favoriscono un valido rapporto Medico-Paziente e soprattutto possono minare alla radice una ottimale efficacia dell'impostazione terapeutica proposta.

Le ho chiamate "chiacchierate" proprio perché ho immaginato che tutto il messaggio possa essere presentato come il dialogo fra due amici che per caso si incontrano durante una camminata....

PREAMBOLO

Abitare in collina poco fuori città è una di quelle esperienze che dà soddisfazione. In particolare perché, nel caso di necessità, si può raggiungere in poco tempo e senza problemi il centro cittadino. Però, secondo la mia visione, soprattutto perchè permette di apprezzare il contatto con la natura e vivere il trascorrere delle stagioni, lo sbocciare dei fiori, il rigoglio delle piante, la comparsa fugace, ma non sempre, dei veri padroni di questa realtà e di questo ambiente: ricci furtivi alla ricerca del pasto, lucertole disposte ad accogliere quanto più possibile del calore irradiato da sole, chiocciole che lente ma sicure percorrono sentieri noti solo a loro.

Inoltre, in un contesto come questo, è ancor più rilassante organizzare il proprio tempo per andare a fare belle passeggiate percorrendo strade e sentieri in salita ed in discesa immersi nella natura, soffermandosi talora all'ombra di alberi frondosi per sorseggiare un po' d'acqua dalla borraccia ed ammirare con più calma ed attenzione il panorama della natura che si dipana davanti ai nostri occhi.

È stato proprio in una di queste occasioni che, mentre stavo riponendo la bottiglia termica nello zainetto, mi sento chiamare alle spalle: "Ciao Paolo come va? Anche tu vai a camminare oggi da queste parti?".

Era Ernesto, impiegato di un'industria locale da un paio d'anni pensionato, un tempo vicino di casa ma da oltre una decina d'anni andato ad abitare in uno dei sobborghi cittadini ("è per i figli sai...") ma sempre memore del benessere legato alla vita nel paesino dei suoi anni di gioventù.

Non facciamo a tempo a scambiarci un saluto e un aggiornamento sui conoscenti comuni, che si rabbuia e mi investe con una confessione che è anche una domanda.

"Sai da tempo ero sempre stanco e avevo spesso mal di testa, un disturbo a cui non ero mai stato abituato. Mio zio Sandro, lo conosci anche tu è un vecchio frequentatore di Medici e farmacie, mi dice di andare a farmi misurare la pressione dal mio Medico perché anche lui soffriva per quei sintomi e gliel'avevano trovata alta. Beh, vuoi sentire, vado dal Dottore, gli spiego i disturbi e lui dopo avermi visitato mi misura la pressione e mi trova 170 di massima e 100 di minima. Mi dice che sono iperteso, mi prescrive alcuni esami di laboratorio ed un elettrocardiogramma e mi consiglia di prendermi un apparecchio per la misurazione da avere in casa e imparare ad usarlo – mi assicura che anche lui mi potrà dare qualche insegnamento – per controllarmi con frequenza la pressione e riportare i valori su di un quadernino che successivamente gli dovrò sottoporre al prossimo controllo. Poi, dato che non sono più un giovincello – ma non li porto bene i miei 68? -, mi prescrive una pastiglietta da prendere al mattino a colazione. Mi assicura che non darà disturbi e che non influirà sull'esito degli esami prescritti. Ora sì, è un po' calato il mal di testa, ma di notte non dormo al pensiero di questa novità: sono iperteso! Ma insomma, senti Paolo, in che cosa consiste questa ipertensione arteriosa?"

È così che piano piano cominciamo una chiacchierata per cercare di rispondere ai suoi quesiti, spegnere le sue angosce – e permettergli di riposare la notte – ma allo stesso tempo fargli prendere coscienza in maniera chiara dei problemi che si accompagnano, oppure derivano, dall'ipertensione arteriosa se non curata come si deve.

"Vedi Ernesto, devi ammettere che al giorno d'oggi è ormai una conoscenza diffusa il fatto che le malattie vascolari come l'infarto cardiaco, l'infarto cerebrale, quello che si definisce *ictus*, così come altri problemi circolatori che portano a danneggiare i reni o l'aorta, hanno molti fattori che concorrono a determinarli. Ma tra essi uno dei più importanti è senz'altro l'ipertensione arteriosa."

"Hai ragione se ne sente parlare per televisione e anche sui giornali non manca mai una rubrica che affronti ogni tanto questo tipo di problematiche!"

"Sai – continuo - parlare di ipertensione arteriosa non deve far pensare che si tratti solo di un problema dei nostri tempi, della società occidentale, della società del benessere, in quanto studi epidemiologici hanno dimostrato che l'ipertensione è un problema anche nei Paesi in via di sviluppo. Pensa poi che anche la storia è ricca di personaggi per i quali i cronisti del tempo hanno riportato che sono venuti a mancare per situazioni che alla luce delle conoscenze attuali è verisimile siano attribuibili a pressione alta non controllata. Basti pensare all'imperatore Traiano, a Marco Aurelio, Settimio Severo che tra l'altro soffriva pesantemente pure di gotta! Gli annali del tempo riportano che scomparvero per *un colpo apoplettico*. Un termine che fa supporre un danno acuto cerebrale il quale vede assai spesso nell'ipertensione arteriosa non trattata una delle cause più importanti."

"Se mi credi, non lo avrei mai pensato! Ma avanti raccontami. Ma soprattutto dimmi se quello stato d'ansia che spesso mi assale e che mi trascino da quando al lavoro vivevo di frequente uno stato di stress può avere un'influenza sull'ipertensione."

"Bene cercherò di usare termini semplici ma se ritieni interrompimi pure e chiedi! Parleremo anche dello stress e come questo può influenzare l'ipertensione. (Cap. 15)

Dire *ipertensione* significa in termini letterali fare riferimento ad un aumento della *pressione all'interno del nostro sistema circolatorio*, come se il sangue che scorre nelle arterie fosse sottoposto ad una attività di pompa più energica entro vasi arteriosi contratti.

Ricordi che la nostra circolazione, volendo semplificare, è composta di una pompa, il *cuore*, dal quale parte una grande tubazione, l'*aorta*, dalla quale si diramano le *arterie*, che portano il sangue a tutti gli organi della periferia. Da lì una volta rifornite le cellule dei vari organi di ossigeno e nutrimenti, per il tramite di altre tubazioni, le *vene*, il sangue ritorna al cuore e da qui viene inviato ai *polmoni* per essere ossigenato."

"Beh, ad essere sincero, le reminiscenze di scuola non è che mi sostengano più di tanto. Non potresti spiegarmi un po' più chiaramente il meccanismo della circolazione?"

"D'accordo! Prima di parlare di ipertensione arteriosa, un problema che va in effetti a gravare sulla circolazione, può essere utile, Ernesto, che ti esponga un quadro generale sul funzionamento del nostro sistema circolatorio. Che cosa ti pare?"

"Ottimo. Di cuore, arterie, vene, tutti ne parlano ma sentire da te un discorso preciso mi farebbe proprio piacere!"

"Bene. Il centro è il *cuore*, un organo muscolare suddiviso in un versante destro ed un versante sinistro, detti anche genericamente, seppur in maniera impropria, cuore destro e cuore sinistro, ciascuno dei quali a loro volta è costituito da una camera superiore, l'*atrio* al quale giunge il sangue, ed è separato, per il tramite di una struttura valvolare, *mitrale* a sinistra e *tricuspide* a destra, da una camera inferiore il *ventricolo* che possiede notevole componente muscolare e che è la struttura deputata ad inviare il sangue alla periferia (Fig.1).

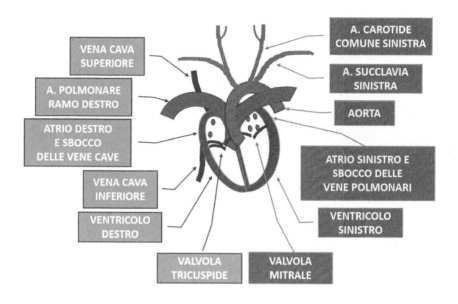

Fig. 1 - Rappresentazione della camere cardiache e dei vasi che vi giungono e che da esse si dipartono.

La cosiddetta periferia, tra l'altro, differisce fra lato destro e lato sinistro. Da quest'ultimo versante il sangue viene sospinto, dal *ventricolo sinistro,* nell'*aorta*, l'arteria principale e di maggior calibro che conduce il sangue, attraverso le sue molteplici diramazioni, fino alle estremità del corpo ed in tutti gli organi. Da lì poi il sangue torna al cuore fino all'*atrio destro* attraverso due grossi collettori: le *vene cave.* La *superiore* che raccoglie il sangue dalle vene che drenano la parte del corpo sopra il diaframma e l'*inferiore* che drena la parte al di sotto di tale muscolo. Dall'atrio destro poi il sangue passa nel *ventricolo destro* e da esso viene inviato tramite le *arterie polmonari* all'organo che rappresenta la sua periferia, cioè ai *polmoni* per essere ossigenato e poi ritornare nuovamente al cuore attraverso le *vene polmonari* fino all'*atrio sinistro* e riprendere un altro ciclo (Fig. 2)."

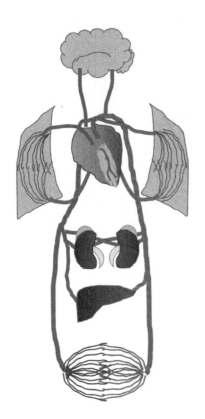

Fig. 2 - Rappresentazione della circolazione sistemica e della polmonare (piccolo circolo).

"Ecco detto tutto, però mi pare che qualche parola per sapere se questo sistema di circolazione ha meccanismi di controllo, non farebbe male…"

"Hai ragione. Quello che abbiamo descritto rappresenta il percorso della circolazione. Ma come in un sistema idraulico, per il suo buon funzionamento deve mantenersi un adeguato livello di riempimento, nel nostro caso dovrà essere salvaguardata una adeguata quantità di sangue in relazione al *calibro delle tubazioni e al volume della pompa*. Per consentire questo nel nostro corpo entrano in gioco sistemi che garantiscono di base un'attività di controllo costante, tonica per così dire, al fine del mantenimento di valori ottimali di pressione arteriosa, sistemi questi che sono caratterizzati anche da una capacità di intervento rapido. Altri sistemi invece, se il problema non è di quelli che possono essere corretti in breve tempo, si associano ai precedenti ma sono sistemi più lenti e che agiscono in maniera per così dire strutturale modificando il volume circolante, in sostanza la quantità di liquido ovvero sangue in circolo. I sistemi rapidi agiscono nel caso di abbassamento dei livelli pressori, aumentando la frequenza di contrazione della pompa cioè il cuore e allo stesso tempo restringendo il calibro delle tubazioni più periferiche, le piccole arterie, al fine di far aumentare la pressione. Mentre al contrario, se la pressione fosse invece aumentata eccessivamente, essi andrebbero in quiescenza riducendo l'attività di tonico mantenimento dei valori della frequenza cardiaca consentendole così di ridursi e permettendo il rilassamento delle strutture vasali."

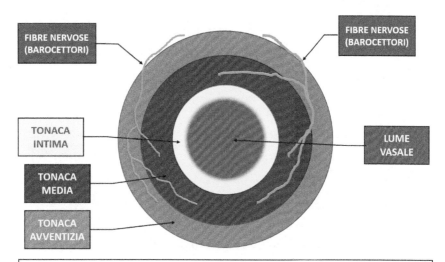

Fig. 3 - Rappresentazione della distribuzione delle fibre nervose con funzione di barocettori nella parete vasale.

"Forte! Però nel sistema idraulico del circuito di riscaldamento di casa, per il controllo della pressione so che c'è un manometro. Ma nel nostro corpo?"

"Esatto. Queste strutture di controllo sono attivate da veri e propri sistemi manometrici: i *barocettori* ovvero i recettori di pressione (Fig. 3). Questi sono costituiti da terminazioni nervose collocate in punti critici della circolazione. Si attivano nel caso di diminuzioni o, al contrario, si acquietano in caso di aumenti del livello di pressione arteriosa rispetto a parametri di riferimento di normalità presenti nell'organismo. Sono collocati in zone prossime alla pompa subito all'inizio dell'albero arterioso: pertanto i più importanti si trovano nel tratto iniziale dell'aorta e a livello della biforcazione delle carotidi, le arterie che conducono il sangue al cervello. Non dobbiamo comunque dimenticare che anche altri importanti distretti arteriosi posseggono sistemi propri di controllo e regolazione della propria perfusione come ad esempio le coronarie, che irrorano il cuore, o le arterie renali."

"Va bene, ma proviamo a fare un esempio…"

"Bene, facciamo un esempio. Tu sei stato al mare e ti sei addormentato sulla spiaggia al solleone solamente con un berretto sul capo. Per non farti surriscaldare ed andare incontro ad un colpo di calore il tuo organismo ha messo in funzione i sistemi di raffreddamento che nel nostro corpo si basano principalmente sulla *sudorazione* e sfruttano l'abbassamento della temperatura determinato dall'evaporazione dell'acqua di cui è costituito il sudore. Dormi come un ghiro per un po' e dopo ti svegli che sei in un lago di sudore. Hai inzuppato il costume, il telo da spiaggia ed il berretto che avevi calato sul capo. Ti metti seduto e senti che ti gira un po' la testa: ti sei disidratato! In pratica la grande quantità di liquidi, ovvero di acqua, persi attraverso il sudore ha inciso sulla circolazione impoverendola. Per di più il gran caldo ha determinato una dilatazione dei vasi superficiali, sei bello arrossato. Che cosa è successo? Da un lato la vasodilatazione, dall'altro si sono un po' ridotti i volumi circolanti e di conseguenza la pressione si è abbassata quel tanto sufficiente per farti avvertire il capo un po' leggero. Che cosa succede a questo punto. Ecco che entrano in gioco i sistemi di controllo della pressione arteriosa. Questi barocettori sono sensibilissimi. Se i vasi riducono la tensione della loro parete, anche di poco, i barocettori si attivano subito ed inviano un messaggio al cervello tramite fibre nervose che si dipartono da loro. Una volta raggiunto il cervello, si addentrano in un'area ben precisa e trasmettono il loro messaggio alle cellule nervose presenti in una zona dal nome strano – *Nucleo del tratto solitario* – dove avvengono le operazioni di confronto dei segnali ricevuti dai barocettori. Segnali che sono proporzionali al livello di pressione riscontrato. È in pratica, per fare un paragone, come il microchip che fa funzionare il tuo computer. In quel sito vengono attivate poi quelle che saranno le risposte dell'organismo: attraverso delle altre, diverse, vie nervose precisi segnali comunicheranno al cuore l'ordine di aumentare la frequenza di contrazione e alle piccole arterie di effettuare una contrazione, due interventi che, combinati, hanno lo scopo di far recuperare adeguati livelli di pressione arteriosa."

"Mamma mia quante azioni si mettono in moto! E fino a quando si mantiene questa nuova condizione?"

"In pratica fino a quando ti sarai alzato e ti accorgerai di avvertire una netta sensazione di sete ed il bisogno di andare a ripararti dal sole. Andrai all'ombra per rinfrescarti. Berrai una bella bibita, fresca magari, o solo un bicchierone d'acqua che verrà rapidamente assorbita dal tubo digerente e ricostituirà un adeguato volume circolante. In tal modo i tuoi barocettori torneranno in quiescenza, lo stimolo nervoso inviato dalle strutture cerebrali cesserà, il cuore riprenderà una frequenza normale e le piccole arterie torneranno ad essere rilassate."

"Meno male, mi stavo preoccupando…"

"Ma il sistema di salvaguardia è ancora più articolato. Altri recettori li troviamo infatti a livello delle grosse vene che riconducono il sangue al cuore, altri ancora in sede di atrio destro oltre che nelle arterie polmonari.

L'attivazione di tutte queste strutture si traduce in due diversi tipi di intervento: in primo luogo la modulazione dell'attività nervosa che controlla, come prima abbiamo detto, frequenza cardiaca e calibro vasale ed entra in gioco soprattutto nelle situazioni che necessitano di rapido controllo. Secondariamente, se si è di fronte a condizioni più impegnative, verrà messa in atto anche una risposta più lenta, non immediata pertanto, che si concretizza nella liberazione o, viceversa nel blocco della immissione in circolo di varie sostanze ormonali che intervengono in diverse maniere nel controllo della quantità di acqua corporea."

"Complesso! Ma questa infarinatura sono sicuro che mi servirà per seguirti meglio in quello che racconterai più avanti. Però ti chiederei anche un'altra cosa. Qual è il comportamento regolare della pressione arteriosa?"

"È vero dobbiamo parlare anche di questo. La pressione arteriosa ha un andamento particolare nel nostro organismo: sembra che abbia un'attenzione speciale per lo scorrimento della giornata.

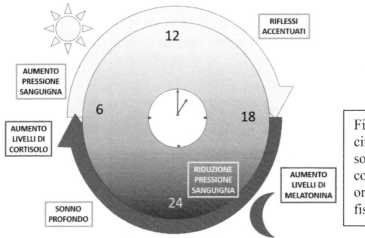

Fig. 4 - Ritmo circadiano sonno/veglia e corrispondenze ormonali e fisiologiche.

In pratica, semplificando, presenta valori lievemente più elevati al mattino e nella prima parte della giornata, mentre verso sera tende a ridursi ed essere più bassa durante il riposo notturno. Non è una cosa da poco. Infatti il modificarsi di questo comportamento, ovvero se si inverte questo andamento di alto e basso, si è dimostrato che testimonia una situazione di sofferenza per il sistema circolatorio.

Quello che si chiama *ritmo sonno-veglia* o *ritmo circadiano* (Fig. 4) rispecchia molti aspetti delle dinamiche fisiologiche del nostro organismo. Pensa che per studiare tutto questo è sorta anni or sono una particolare branca della ricerca medica definita *cronobiologia*, la quale indaga tra l'altro il funzionamento ghiandolare e metabolico in ragione delle diverse fasi della giornata. Non è un mistero d'altro canto che gli esseri viventi reagiscono allo stimolo della luce. Noi stessi abbiamo connessioni nervose fra le cellule della retina ed aree particolari del cervello che contribuiscono ad indurre una ritmicità giorno-notte a vari aspetti dell'attività nervosa e dei sistemi di controllo ormonale".

"Una volta che avevo problemi a prender sonno mi era stato consigliato un preparato che conteneva *melatonina*. Avevo fatto una ricerca su internet ed avevo trovato che era una sostanza prodotta dal cervello…"

"Esatto quella sostanza è prodotta in particolare da una ghiandola del nostro cervello, l'*epifisi*, ed è in un certo senso il messaggero che ci dice che è ora di riposare. Al contrario si comporta invece il *cortisolo* che è l'ormone principe del risveglio, della ripresa del tono quotidiano ed anche delle reazioni di stress acute. Tra di loro hanno un andamento inverso, quando il cortisolo si eleva la melatonina decresce e viceversa. Ma torniamo al ritmo circadiano della pressione arteriosa. È stato riscontrato che uno dei segnali che spesso caratterizzano le persone ipertese è rappresentato dalla scomparsa del ritmo giorno-notte della pressione: ovvero una persona tende ad avere un livello di pressione un po' più alto di notte che di giorno, oppure semplicemente presenta la scomparsa della normale discesa notturna della pressione. Questo può essere la spia di una situazione di stress vissuto inconsapevolmente dalla persona e che si accompagna così al prevalere anche durante la notte della liberazione del cortisolo ormone che contribuisce a sua volta ad esporre il sistema circolatorio a più elevati livelli di pressione arteriosa. Anche il tipo, la qualità, del sonno è molto importante."

"Ne sono convinto. Ti accorgi subito quando al mattino al risveglio avverti di aver riposato bene, di aver fatto il classico sonno ristoratore... Bene, dunque, che sia stato individuato e studiato il ritmo sonno-veglia."

"Già, pensa che agli studiosi che hanno approfondito questo argomento è stato conferito il Premio Nobel nel 2017. Tra l'altro è stato visto che particolari disturbi come la *sindrome delle apnee ostruttive notturne*, di cui ti parlerò fra poco, determinano una notevole ripercussione sulla situazione cardiocircolatoria esponendo il soggetto a maggior rischio di eventi acuti quanto più frequenti e prolungati sono i periodi di risveglio notturno e di conseguenza quanto meno riposante sarà il sonno.

Ma andiamo avanti. Per fare riferimento a quanto si verifica all'interno delle nostre arterie nel caso dell'ipertensione proviamo a fare un esempio. Uno calzante potrebbe essere quello del tubo di gomma che usavi per innaffiare quando abitavi dalle nostre parti e curavi l'orto e il giardino. Se aprivi molto il rubinetto dell'acqua, o strizzavi energicamente lo sbocco, ottenevi un forte aumento della pressione all'interno del tubo. Questo aumento di pressione lo sfruttavi, se ricordi, per far giungere con un getto assai più energico l'acqua in posti più distanti (Fig. 5)."

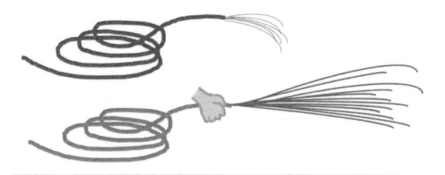

Fig. 5 – Il tubo di gomma per innaffiare, se strizzato in punta, permette un getto d'acqua più veloce che giunge fino a zone più lontane.

"Sì, hai ragione ricordo ancora quando facevo in modo di far giungere il getto d'acqua fino alle piante più lontane senza muovermi molto dal posto in cui mi trovavo! Forse era pigrizia?"

"Ah! questo lo sai solo tu! Comunque, tornando al nostro discorso proviamo a fare un esempio al limite per capirci meglio. Stai innaffiando e va tutto bene, però continuando con quel sistema può essere che la gomma di cui è fatto il tubo si danneggi con il tempo o che venga più facilmente a galla qualche *difetto di costruzione* ed ecco che l'aumento di pressione può far sì che si formi come una dilatazione che via via diventa uno sfiancamento il quale, a sua volta, può essere l'anticamera della rottura. Sai come talora poteva capitare gonfiando la camera d'aria della bicicletta alla ricerca di un forellino quando la bici ce la aggiustavamo da soli. Ricordi?

Ovviamente questo esempio come ti ho detto ci serve per far capire, a chiunque sia come te poco pratico di problematiche mediche, uno dei meccanismi alla base del danno che l'ipertensione può causare alle arterie: immaginati l'arteria al posto del tubo dell'acqua del giardino. Un progressivo danno della parete che gradualmente determina una sofferenza della tubazione, la quale a sua volta può condurre ad uno sfiancamento della parete. Quello che abbiamo prima accennato in merito alla camera d'aria della bicicletta…Ma proviamo a fare alcuni esempi: come situazioni particolari possiamo ricordare il danno di parete che conduce all'emorragia cerebrale, una delle complicanze più temibili dell'ipertensione, oppure le importanti dilatazioni dei grossi vasi come l'aorta e le sue principali diramazioni. Quelle che sono state chiamate con termine tecnico *aneurismi* (Fig. 6)." (Capitolo 1)".

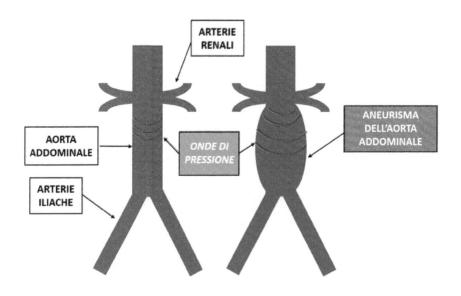

Fig. 6 – Aorta addominale normale, a sinistra, e con la presenza di un tipico aneurisma, a destra.

"Paolo, mi stai terrorizzando! Vuoi dire che dopo che il Medico mi ha detto che sono iperteso sarà questo il mio destino!?"

"Sta tranquillo Ernesto, mi hai fatto presente che il tuo Medico ha preso in mano con attenzione il problema. E questo è la cosa importante! Infatti l'ipertensione se ben controllata affrontando tutti i suoi aspetti nei confronti di stile di vita ed esigenze farmacologiche, riduce in maniera drastica le sue potenzialità di danno all'organismo.

Quello di cui abbiamo appena parlato ovvero la dilatazione della tubazione, cioè dell'arteria, in realtà è solo una delle situazioni che si verificano nei vasi quando il danno determinato dall'ipertensione non adeguatamente curata è ormai assai avanzato!

Infatti, l'ipertensione, da vero aggressore subdolo e silenzioso qual è, entra in gioco anche in altre maniere. Devi far ancora mente locale al tubo di gomma che usi per innaffiare il tuo giardino. Ricorderai che è strutturato in maniera da avere un rivestimento interno, praticamente un film plastico liscio per favorire lo scorrimento dell'acqua, poi la parte più consistente di gomma robusta di solito provvista di una rete di maglia intrecciata per aumentarne la resistenza ed infine la parte più esterna spesso di rivestimento plastico colorato.

Immagina la pellicola più interna che riveste la parte del tubo a contatto diretto di dove scorre l'acqua: è anche quella che più direttamente è sottoposta al carico pressorio nella tubazione e la prima che si danneggia nel caso di soverchianti carichi di pressione come, ad esempio, livelli per i quali il tubo non era stato progettato.

Anche nelle nostre arterie in effetti esistono i tre strati di parete di cui prima per fare un esempio abbiamo fatto menzione parlando del tubo da giardino (Fig. 7). È proprio la sofferenza degli strati cellulari di parete forse quella che più delle altre negli ultimi anni è stata maggiormente studiata ed approfondita. Dobbiamo tenere ben presente che l'ipertensione con il suo continuo carico di pressione a livello della parete dei vasi causa una sofferenza intima e profonda degli strati di cellule più interne a contatto con il flusso sanguigno, quelle che vengono chiamate in termini scientifici e nel loro complesso l'*endotelio,* nell'esempio di prima sarebbero lo strato interno del tubo di gomma. Bada Ernesto, questo non è semplicemente, come potresti immaginare, un *rivestimento* della parte interna delle arterie, e di tutti i vasi del nostro corpo, ma è una vera e propria fucina, un laboratorio chimico sofisticatissimo dal quale vengono sintetizzate sostanze tra le più potenti che madre natura abbia avuto in proposito di produrre. Sostanze che svolgono un'azione insostituibile in tutta una serie di processi fisiologici che sono alla base della nostra esistenza ed in altri termini sono la garanzia della nostra salute."

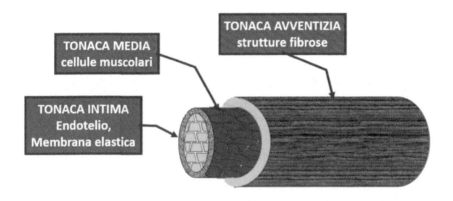

Fig. 7 - Tipica struttura di un vaso sanguigno.

"In un certo senso mi lasci allibito però ti confesso che sono veramente entusiasta di questo che mi stai raccontando Paolo. Per fortuna che ho in te oltre che un amico anche un Medico che si è sempre occupato di ipertensione!"

"Dai lascia perdere, ognuno si impegna nel proprio campo. Anche tu eri un maestro nella gestione di documenti e nel far di conto per il magazzino della vostra azienda…

Ascolta! nella gamma di attività dell'endotelio c'è la produzione di sostanze che sovrintendono al mantenimento di una adeguata pervietà delle arterie e delle vene impedendo che il tono delle cellule muscolari, di cui sono dotate le loro pareti, le porti a contrarsi su sé stesse restringendosi al punto da ostacolare lo scorrere del sangue.

Le stesse sostanze, che hanno un nome un po' difficile *prostacicline*, assieme ad altre dai nomi ancora più tecnici (*ossido di azoto, inibitore della via del fattore tissutale*, e molti altri ancora), fanno anche sì che quei piccoli frammenti cellulari e quelle proteine che tutti noi abbiamo in circolo per impedire le emorragie, ovvero le *piastrine*, oltre al *fibrinogeno* e, a quelli che nel complesso vengono definiti i *fattori della coagulazione*, non si attivino in maniera inappropriata causando uno di quegli eventi gravi di cui senz'altro hai sentito parlare: trombosi, embolie, attacchi ischemici cerebrali, infarti cardiaci o intestinali,…(Capitolo 2)."

"Sì è vero anche lo zio di mia moglie è deceduto per una trombosi cerebrale! E adesso che ci penso era iperteso…"

"Pensa che l'importanza della scoperta di queste sostanze e dei meccanismi fisiologici ad esse legati è stata talmente elevata per la medicina da far sì che gli scienziati che ne hanno avuto il merito siano stati anche loro insigniti del premio Nobel!

Ecco, dunque, che ti ho fornito alcuni elementi per consentirti di intravvedere a grandi linee come si collochi l'intervento dell'ipertensione arteriosa nella genesi del danno vascolare. Compreso questo, dobbiamo affrontare ora due problemi. Il primo che coinvolge ciascuno di noi, il secondo che abbraccia tutta la nostra gente."

"Dimmi"

"Il primo! Sembra tagliato apposta per te! Ognuno deve rendersi conto di quanto sia importante verificare lo stato della propria salute misurando periodicamente la pressione arteriosa soprattutto se è a conoscenza che nella propria famiglia vi siano persone affette da tale problema (Capitolo 3) e questo è ancor più vero nel caso della donna in determinati momenti della sua vita come durante una gravidanza (Capitolo 4).

L'ipertensione arteriosa, infatti, nella grande maggioranza dei casi, non ha una causa identificabile ed ha una *forte tendenza a ripresentarsi nello stesso gruppo famigliare*. Individuarla precocemente vuol dire scovare all'inizio quel subdolo danneggiatore che qualcuno ha chiamato il *killer silenzioso*; vuol dire evitare che si instaurino quelle alterazioni della parete dei vasi e ancor prima quelle dell'endotelio che abbiamo visto svolgere un ruolo principale come causa di sofferenza vasale e soprattutto come causa delle successive complicazioni."

"Sono perfettamente d'accordo! Ed il secondo motivo, in che cosa consiste?"

"Sta bene attento Ernesto! È un discorso di carattere generale che riconosce alcuni aspetti di pertinenza dell'igiene di vita. A livello di ciascuno è importante che si rafforzi sempre più la consapevolezza che l'educazione sanitaria e l'intervento di prevenzione, anche se comporta in termini pratici un impegno in fase iniziale si traduce in seguito, a livello personale, nella salvaguardia nostra e nel miglioramento della vita di molte persone che ci stanno accanto. Si riesce così a ridurre drasticamente il rischio delle malattie connesse con il mancato riconoscimento precoce dell'ipertensione arteriosa, e soprattutto ad evitare il maggior gravame economico e psicologico che deriverebbero in ogni caso dal trattamento di quelle complicanze, dei loro danni e dei loro esiti spesso assai invalidanti (attacchi ischemici cerebrali, scompenso cardiaco, …) con ovvie e gravi ripercussioni oltre che sulla persona anche sull'intero gruppo famigliare. Ma se volessimo essere ancor più attenti ci si renderebbe conto che il beneficio va ben oltre le pareti della nostra abitazione. In realtà si estende infatti all'intera società nel momento che si volessero valorizzare i minori costi per il Servizio Sanitario e per i Servizi Sociali in generale. Tieni presente che nelle indagini epidemiologiche che affrontano gli aspetti clinici relativi alla prognosi di queste malattie le valutazioni di cui ti ho fatto cenno sono sempre più prese in considerazione in una precisa ottica di prospettiva per il benessere sociale."

"Sai Paolo che mi stai aprendo una finestra su di una realtà a cui non avevo mai pensato …"

"Come volevo dirti, Ernesto, disponiamo ora di studi scientifici epidemiologici di grandi dimensioni, che hanno reclutato molte migliaia di persone ipertese. Questi hanno documentato ormai senza alcuna ombra di dubbio il fatto che controllando con scrupolo l'ipertensione arteriosa si prevengono in maniera estremamente efficace le malattie vascolari: in primo luogo l'ictus (Capitolo 5). Chissà se lo zio di tua moglie si controllava in maniera adeguata la pressione che mi dicevi aveva elevata …

Inoltre considera anche un'altra cosa. Il sistema nervoso risente dell'ipertensione in una molteplicità di modi. Da un lato le forme critiche e gravi a cui anche prima abbiamo accennato, l'ictus in primo luogo e l'emorragia cerebrale, ma la gran parte dei casi con danni cerebrali legati all'ipertensione vedono l'evoluzione di quadri ad andamento molto lento con compromissione spesso preponderante delle funzioni superiori. Si tratta di condizioni che solo più recentemente sono state poste in relazione con l'ipertensione non controllata: la più nota, probabilmente, fa parte di quelle che vengono definite *demenza vascolare*. Una progressiva e deleteria perdita delle funzioni neuro-psichiche che si mette in evidenza con il venir meno di funzioni neurologiche complesse e di associazione, come memoria, equilibrio, eccetera … (Capitolo 5). Ne parleremo più avanti!"

"Dunque mi fai pensare che quella situazione che sta adesso vivendo Giovanni, quell'anziano che mi abitava vicino quando stavo qui e che conosci anche tu, possa dipendere dal fatto che era iperteso e non si è curato con attenzione? Poveretto non riconosce neppure i suoi nipotini e Irma, sua figlia, lo deve accudire quasi più di uno di loro …"

"Temo che la risposta te la sia già data da solo Ernesto! Ma lasciamo per un attimo il cervello. Pensiamo adesso allo sforzo che deve fare il cuore, il quale come ben sai agisce come una pompa, per spingere il sangue, battito dopo battito, in un sistema arterioso dove vige una pressione più elevata del normale che in pratica *fa resistenza* al fatto di ricevere la quantità di sangue che il cuore deve espellere per irrorare adeguatamente i diversi organi del nostro corpo (Capitolo 6).

Quello che si potrà verificare per il cuore possiamo immaginarlo. Uno sforzo più grande del dovuto che, giorno dopo giorno, incide sulla forza di contrazione. E questo che cosa determinerà? Avremo che per far fronte allo sforzo in un primo tempo il cuore andrà incontro ad un progressivo ingrossamento, il cuore in fondo è un muscolo e come tale si comporta. Successivamente, quando l'ingrossamento non sarà più un espediente sufficientemente favorevole per far fronte allo sforzo, tenderà a dilatarsi e si verificherà una progressiva insufficienza nel momento in cui l'elevata pressione giungerà a travalicare le capacità di compenso delle sue fibre.

Lo scompenso cardiaco è una delle temibili complicanze per le quali è necessario affrontare con estrema attenzione il problema dell'ipertensione arteriosa!

Ma non è finita qui! Anche i reni progressivamente si danneggiano nel caso di persistente ipertensione. Ed in effetti l'insufficienza renale dovuta all'ipertensione arteriosa è seconda solo a quella legata al diabete. Spesso coesistono entrambe le malattie nella stessa persona e questo fa sì che una persona vada incontro in maniera più rapida alla perdita della capacità propria del filtro renale di depurare l'organismo dalle scorie tossiche prodotte dall'attività metabolica (Capitolo 7).

Ti ho dato un'idea sommaria, parlando di tutte queste diverse situazioni patologiche per spiegarti come sia grave la situazione nel caso di uno scarso controllo della malattia ipertensiva."

"Sai che non avevo pensato neppure lontanamente che venissero coinvolti tutti questi organi a causa dell'ipertensione?! Ma senti un po': qual è l'entità del problema? In pratica quanto è diffusa nella popolazione l'ipertensione arteriosa?"

"Nel mondo occidentale (*Istituto Superiore di Sanità*, 2002: *Prevalenza dell'ipertensione arteriosa nella popolazione italiana*; *JAMA. 2003;289:2363*) si stima che a seconda dei paesi fra il 25% ed il 40% della popolazione sia affetto da ipertensione arteriosa (Fig. 8). In Italia, secondo le stime del Ministero della Salute, saremmo intorno al 35% dell'intera popolazione circa 21 milioni di persone pertanto! Gli uomini sono più spesso ipertesi rispetto alle donne ma queste ultime recuperano e si appaiano dopo la menopausa. Quello però che è ancor più importante, e per certi aspetti lascia allibiti, è che se dividessimo questo gruppo come una torta in quattro fette, la prima per rappresentare chi non ha consapevolezza del fatto di essere iperteso, la seconda sarebbero coloro che sanno di essere ipertesi ma non se ne curano, la terza raccoglierebbe i soggetti che sono in terapia ma in maniera non efficace, solamente l'ultima fetta, pari circa all'11% di tutti coloro che sono affetti da ipertensione, rappresenterebbe chi è curato in modo tale da essere controllato adeguatamente (*Ipertensione: i dati dell'Osservatorio epidemiologico cardiovascolare/Health Examination Survey, 2013*) e pertanto da poter prevenire le complicanze di cui prima abbiamo parlato. Riesci ad immaginarlo? C'è da restare allibiti! Comunque meglio della precedente analisi del 1998 eseguita dallo stesso gruppo allorché venne rilevato che la percentuale di coloro che erano trattati efficacemente ammontava al 4%."

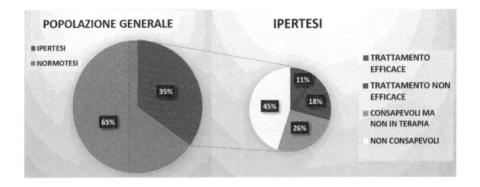

Fig. 8 – Prevalenza di ipertesi nella popolazione generale italiana e loro suddivisione in base alla consapevolezza e all'efficacia di trattamento (Fonte Istituto Superiore di Sanità).

"Sono senza parole…"

"Uno degli interventi educativi più importanti sarebbe pertanto quello di recuperare quelle persone e far aumentare il gruppo di coloro che sono trattati in maniera efficace. Quante situazioni gravi cardiovascolari si potrebbero evitare! Senza dimenticare di quanto potrebbe giovarsi la nostra spesa sanitaria! (Capitolo 8).

E mi viene in mente proprio adesso di alcune persone che affrontano il problema applicando a modo loro il principio dell'autocontrollo. A chi mi riferisco? A coloro che hanno accettato la diagnosi e sono consapevoli del problema, hanno anche accolto favorevolmente la prescrizione terapeutica del loro Medico ed hanno constatato che con essa effettivamente la pressione arteriosa si è andata riducendo fino a rientrare nei valori di norma. A quel punto subentra come dire, il libero arbitrio, ovvero ritengono sia corretto ridurre se non addirittura sospendere per qualche giorno la terapia controllando peraltro periodicamente la pressione e scegliendo di riassumerla nel momento in cui constatano una nuova elevazione dei valori pressori. Fatta in autonomia non è una buona iniziativa! Decisioni di variare la terapia prescritta è bene assumerle solamente in accordo con il proprio Medico. Ricordi quando ti parlavo dell'importanza che un messaggio venga ben compreso e condiviso fra Medico e Paziente? Anch'io ti dirò delle scelte che talora si mettono in atto con alcuni Pazienti in determinate occasioni come può essere la calura estiva, ma da qui a sospendere la terapia di propria iniziativa per un periodo per poi riassumerla al bisogno non è buona cosa. Potrebbe essere il caso, discutendone con il proprio Medico, di decidere una riduzione della dose ad esempio. Ma sempre è da tenere presente che la cosiddetta *danza dei valori di pressione*, ovvero periodi pressione alta, poi normalizzata, per poi assistere ad una nuova impennata perché si è sospesa la terapia non va bene per il nostro organismo e a farne le spese come sempre è la circolazione ed il microcircolo in particolare!

Ma pensa anche ad un altro problema: il Medico deve affrontare spesso situazioni di incredulità di fronte al problema dell'ipertensione oppure scarsa disponibilità di una persona ad accettarsi come iperteso."

"Stai pensando a me vero?"

"Ma no, voglio sperare di no! Sai quante volte in ambulatorio di fronte a rilevazioni pressorie elevate si sentono pronunciare frasi del tipo: *Ma come, dottore, non mi sento nulla!* Oppure: *Stia certo che se avessi la pressione alta me la sentirei!* O ancora: *No, non l'ho provata perché tanto se sale me ne accorgo perché mi vengono vertigini o mal di testa!*

Non c'è nulla di più errato! Ti avevo sottolineato il comportamento subdolo dell'ipertensione e infatti è questo il fatto più vero. Anche se in determinati soggetti l'elevazione dei valori pressori può essere effettivamente correlata con disturbi e malessere come vertigini e cefalea, questo non è la regola, e neppure nello stesso soggetto. La massima parte degli ipertesi è del tutto priva di sintomi soggettivi!" (Capitolo 10).

"Capisco. Pertanto io mi devo considerare fortunato in un certo senso. Ma senti un po', mi hai parlato delle complicazioni ma non mi hai ancora detto qual è la causa dell'ipertensione?"

"Sì è vero! Poiché un'ampia serie di analisi epidemiologiche e cliniche ha posto in evidenza che circa il 90% dei casi, per quanto è dato sapere con le conoscenze attuali, non presenta una causa precisa - è la forma che si definisce appunto *ipertensione arteriosa essenziale* – si corre il rischio di primo acchito di considerare ogni paziente appartenente a tale categoria. In realtà è molto importante individuare se un iperteso appartiene a quel 10% circa *non essenziale*, le cosiddette *forme secondarie*. Esse, infatti, riconoscono una genesi precisa spesso renale oppure legata al mal funzionamento di alcuni apparati ghiandolari che producono in maniera inadeguata ormoni dotati di attività che possono far aumentare i valori di pressione arteriosa. Ma quello che più importa è tenere ben presente che molto spesso sono condizioni che possono essere corrette alla base facendo venir meno il problema dell'ipertensione arteriosa con tutti i benefici che puoi ben immaginare (Capitolo 9)."

"Ancora una volta devo dirti che hai ragione!"

"Tra l'altro non si deve mai dimenticare che affrontare il problema dell'ipertensione, specialmente se si tratta di una forma lieve, può significare anche solamente rivedere il proprio comportamento a tavola nei confronti dei cibi, del sale e delle bevande alcoliche – va bene che questo non è il tuo caso. È stato posto in risalto che i valori pressori tendono ad essere proporzionali al peso corporeo: non di rado una persona sovrappeso che si rileva ipertesa e che necessita di un trattamento farmacologico giunge a poterlo ridurre, se non addirittura a poterlo sospendere, non appena riesce a ridurre il peso corporeo ed avvicinarsi al proprio peso ideale." (Capitolo 11).

"Non ci avrei mai creduto se non me l'avessi detto tu!"

"Pensa, anche il *fumo di sigaretta*, che ha una azione complessa in ragione delle diverse sostanze di cui determina l'assorbimento attraverso i polmoni e la mucosa orale, causa tanto vasocostrizione quanto danno diretto di quelle strutture endoteliali di cui prima abbiamo parlato. È dunque un'abitudine che favorisce la condizione ipertensiva. Un motivo di più per abbandonarlo!" (Capitolo 12).

"Già! Fumare fa male, sapessi quanto ho dovuto battagliare quando ero in ufficio …"

"Inoltre l'attività fisica non stressante è favorevole al recupero di uno stato pressorio adeguato. Per i soggetti con pressione elevata sono da evitare tassativamente quelle attività che richiedono sforzi intensi concentrati in breve tempo: i cosiddetti *sforzi isometrici* come, ad esempio, il sollevamento pesi oppure esercizi che richiedono sforzi ripetuti spesso con l'uso di macchinari impiegati nelle attività di *body building*, sono *attività anaerobiche* e di questo ne parleremo più avanti…. Sono indicati invece quelli cosiddetti *isotonici* in cui lo sforzo si distribuisce uniformemente nel tempo e non contro resistenze fisse, ne sono esempi tipici il nuoto, l'attività ginnica a corpo libero, il ciclismo amatoriale, che sono invece definiti *aerobici ...*" (Capitolo 13).

"D'accordo mi sforzo di stare in regola a tavola, non fumo, faccio camminate come vedi. E se tutto questo non bastasse? "

"Tranquillo Ernesto. Oggi fortunatamente abbiamo a disposizione una vasta gamma di farmaci efficaci e ben tollerati. Terapie singole o più spesso in associazione riescono a portare sotto controllo l'ipertensione nella quasi totalità dei casi (Capitolo 8).

È vero che esistono le cosiddette forme di ipertensione resistente, ma in quella minoranza di soggetti si deve prendere in considerazione, in primo luogo, la possibilità che vi sia una scarsa adesione alla terapia al di là di quanto effettivamente dichiarato. In seconda istanza bisogna rivalutare la possibilità che si tratti in realtà di una di quelle forme di ipertensione secondaria che prima abbiamo citato, anche se in un primo momento, all'atto delle indagini di screening in fase di diagnosi, era stata ragionevolmente esclusa" (Capitolo 14).

Che cosa ti dovrebbe rimanere ben chiaro in mente dopo questa chiacchierata che spero non ti abbia annoiato?

Che è estremamente importante:

1. controllare i nostri valori pressori specialmente quando si sa di avere un familiare iperteso.

2. seguire una dieta che impedisca il sovrappeso o la comparsa di diabete.

3. limitare l'uso di sale da cucina.

4. trovare il tempo per dedicarsi ad una regolare attività fisica.

5. evitare il fumo di sigaretta.

6. in caso di gravidanza far controllare regolarmente i valori pressori.

7. nel caso sia stata già diagnosticata ipertensione essere scrupolosi nel seguire le disposizioni del proprio medico.

CAP. 1 - L'IPERTENSIONE ARTERIOSA E IL DANNO AI TRONCHI ARTERIOSI

"Senti Paolo, mi ha molto incuriosito il discorso che hai fatto all'inizio relativo al tubo dell'acqua in giardino. In effetti ricordo che una volta un vecchio tubo mi dette dei problemi perché in un tratto la sua struttura aveva ceduto, si era fissurato e filtrava l'acqua. Vuoi dirmi che lo stesso può avvenire in quelle che sono le nostre tubazioni cioè le arterie? I vasi che partono dal cuore per andare in periferia?"

"Beh, sai Ernesto quello è un esempio grossolano e nella realtà se ci riferiamo alle nostre arterie le cose sono un po' più articolate, però il concetto generale non differisce di molto. Prova a pensare un attimo a come si svolge la continua attività della nostra circolazione. Dai, tastati il polso come vedi fare al Medico! Ti renderai conto che essa si caratterizza per un andamento *non continuo* bensì *pulsato*. Pulsato, proprio come le *pulsazioni* del nostro cuore. Il cuore, infatti, sappiamo che si comporta come una pompa che ad ogni contrazione – quella che si chiama *sistole* - spinge il sangue nell'aorta e attraverso ad essa nelle arterie via via di calibro sempre più piccolo fino alla periferia, e fra una sistole e l'altra, si rilassa, in pratica riposa, in quella fase che viene chiamata *diastole* (Fig. 9)."

"Sì, sto apprezzando il battito cardiaco al mio polso!"

"Tra l'altro una cosa che non avevamo puntualizzato ancora: il colpo che apprezzi con il polpastrello delle dita tastando il polso corrisponde al picco di pressione arteriosa legato alla contrazione, la sistole, cardiaca ed è quello che identifica la *pressione sistolica*, mentre il livello di pressione che si rileva all'interno dell'arteria in corrispondenza della fase di rilassamento del cuore, la diastole, corrisponde grosso modo all'intervallo tra un battito ed il successivo anche al polso e alla *pressione diastolica*. I valori della pressione si esprimono in *millimetri di mercurio* (come simbolo: *mmHg*). Nel tuo caso il valore di 170 e 100, indica che il tuo Medico ha rilevato una pressione di 170 mmHg al picco sistolico e 100 mmHg in fase diastolica e si esprime così: 170 su 100 mmHg o 170/100 mmHg. Eh sì, sono valori elevati Ernesto!"

"Ho capito …"

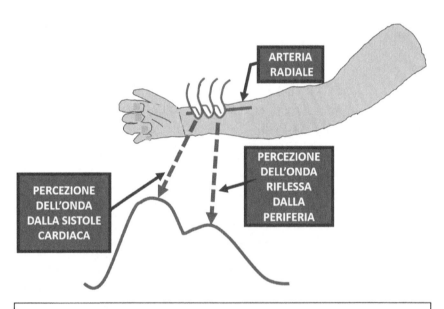

Fig. 9 – La palpazione del polso radiale e la percezione dell'onda pressoria nelle sue componenti.

"Bene! Quello che dobbiamo ora analizzare è in pratica ciò che si viene a realizzare nel rapporto fra *sistema arterioso e sangue spinto fuori dal cuore* in altre parole fra *contenitore* e *contenuto*. E tutto questo, tieni ben presente, in un sistema ciclico di immissione del *contenuto*.

Penso che tu sia d'accordo nel ritenere che l'aorta ed i grossi vasi, il *contenitore*, si comporteranno rispondendo a seconda della loro struttura. Come sono organizzate, come sono costruite, dunque le arterie?

Le arterie sono strutture tubolari, pressoché cilindriche, - ricordi l'esempio del tubo dell'acqua del giardino - e si compongono di tre strati: il primo più interno, la cosiddetta **tonaca intima**, è rappresentata principalmente da un rivestimento di cellule (*le cellule endoteliali*) e da uno strato di fibre elastiche (*membrana elastica interna*). Le fibre elastiche sono tanto più numerose quanto più siamo vicini all'origine dell'aorta, vicino al cuore, ma a mano a mano che si procede verso la periferia, allontanandosi dall'aorta, vanno via via riducendosi di numero.

Come dice il loro nome sono costituite da una proteina, l'*elastina*, che si caratterizza per la notevole proprietà di poter essere stirata ed allungata ma poi aver la capacità di far ritorno alle dimensioni precedenti, proprio come un pezzo di elastico. Il secondo strato o **tonaca media**, è composto principalmente da cellule muscolari che hanno la capacità di contrarsi o rilassarsi a seconda di diversi stimoli e contribuiscono a caratterizzare quello che si definisce il *tono del vaso*.

All'esterno di queste abbiamo un ulteriore strato di fibre elastiche (*membrana elastica esterna*) che separa a sua volta la tonaca media dal terzo strato, la **tonaca avventizia**. Quest'ultima rappresenta lo strato più esterno ove prevalgono le strutture fibrose costituite da una proteina chiamata *collagene* che ha funzione di sostegno ed ancoraggio alle strutture circostanti, e dove giungono pure due elementi molto importanti per il funzionamento dell'arteria: *fibre nervose* che contribuiscono con la loro azione, per lo più mirata alle cellule muscolari della tonaca media, al controllo dello stato di contrazione della parete vasale, e *piccoli vasi*, quelli che in maniera tecnica si chiamano *vasa vasorum* ovvero "i vasi dei vasi" (Fig. 10).

Essi rappresentano il *microcircolo proprio dell'arteria* il quale ne va a nutrire i diversi elementi ed in particolare le cellule muscolari della tonaca media, le quali come ben puoi comprendere hanno anch'esse necessità di ossigeno e nutrimento!"

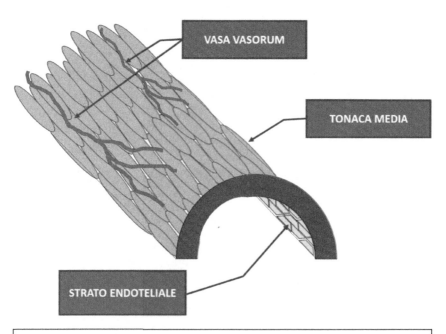

Fig. 10 – Posizionamento del microcircolo nutritivo nella parete dei

"Dai Paolo viaggia terra terra e lascia stare il *latinorum*! Va avanti!"

"Porta pazienza ma mi sembrava bello citarli in termini tecnici. Comunque, *latinorum* a parte, la natura ha previsto una diversa composizione della parete dei vasi aumentando la componente di fibre elastiche più sì è vicini al cuore, nell'aorta prossimale, dove l'energia sprigionata dalla contrazione cardiaca battito dopo battito, va a scaricarsi immettendo nel vaso in brevissimo tempo, il tempo di un battito appunto, l'intera quantità di sangue della sistole cardiaca. È questa quantità di sangue immessa per l'azione di contrazione del cuore che fa aumentare bruscamente la pressione all'interno dell'aorta. La fa aumentare ciclicamente: prima ovviamente a livello dell'aorta prossimale, come è comprensibile, poiché è la sede ove si scarica in maniera assai rapida la massa di sangue della sistole con tutta l'energia che l'accompagna. Energia che si concreta in variazione di pressione all'interno del lume vasale. Ecco perché la *Natura* ha fatto sì che il tratto di aorta più vicina al cuore sia il vaso dotato di maggior componente elastica ed in altre parole di maggior capacità di distendersi a fronte di un brusco aumento di pressione. Tecnicamente stiamo parlando di quella caratteristica delle arterie che si definisce *compliance*, termine che letteralmente fa riferimento alla *capacità di accogliere*. Questa è tanto maggiore quanto più l'arteria sarà dotata di fibre elastiche. Va da sé che la sede di maggior compliance sarà l'aorta e poi i grossi tronchi arteriosi che da essa si dipartono: le carotidi che vanno al cervello, le iliache che vanno alle gambe solo per citare le più note. Sta ben attento, tra l'altro, perché questa è una caratteristica delle arterie a cui comunemente non si presta attenzione nelle comuni chiacchierate, ma che in realtà rappresenta una prerogativa essenziale del sistema arterioso e analizzando le sue variazioni si possono desumere molti dati relativi allo stato di salute della circolazione. Con il termine *compliance*, in parole semplici, si intende definire quanto il vaso è in grado di distendersi ovvero dilatarsi, aumentare il suo volume, in ragione della quantità di sangue immessa. Ma tenendo presente che tale aumento di volume legato alla distensione ammortizzerà l'aumento di pressione che altrimenti si accompagnerebbe necessariamente all'immissione diretta della quantità di sangue pompata dal cuore. Capisci ora il significato di "accoglienza" ... se bene consideri l'aumento di pressione all'interno dell'aorta sarà proporzionalmente minore quanto più alta è la sua capacità di distendersi, la sua *compliance*.

Pertanto un vaso con alta compliance sarà di conseguenza meno esposto al danno da pressione elevata. Per di più, in seguito, trascorso il tempo di immissione di sangue durante la sistole, l'aorta o il grosso vaso che si voglia considerare, dopo essersi dilatato tornerà al suo calibro originale, e restituirà facendola progredire in periferia la quantità di sangue *accolta* trasferendo ad essa l'energia connessa all'incremento di pressione prima sopportato ed immagazzinata dalle fibre elastiche della parete. In altre parole, nei distretti a valle dell'aorta il sangue progredisce in fase di contrazione cardiaca perché appunto il cuore ne espelle la quantità contenuta nel ventricolo sinistro, ma poi, mentre il cuore si rilassa in diastole, il sangue non resta fermo ma continua a progredire sospinto dal ritorno alla dimensione normale dell'aorta in ragione appunto della sua *compliance*. Sono stato abbastanza chiaro Ernesto?" (Fig. 11)

"Beh, tutto sommato ti confermo che sono stato capace di seguirti. In pratica è come quando si gonfia un palloncino, prima si distende perché la sua parete è elastica e quando smetti di gonfiarlo, l'aria piano piano esce di nuovo con una velocità tanto più alta quanto più lasci aperta l'imboccatura. Giusto Paolo?"

"Bravo Ernesto, possiamo proprio fare riferimento ad un esempio di questo tipo! Il tuo paragone inoltre contribuisce a far capire che un'arteria più è ricca di componente elastica e più sarà in grado di distendersi notevolmente e di un valore assai più elevato rispetto ad un'arteria dotata prevalentemente di componente muscolare nella tonaca media come quelle più periferiche subito prima che vadano ad immettersi per irrorare i singoli organi."

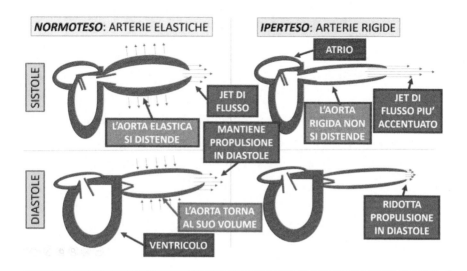

Fig. 11 – La maggior compliance nel soggetto giovane o normoteso consente l'azione propulsiva (jet) data dal ritorno dimensionale dell'aorta il quale va a costituire quello che si definisce "cuore secondario". Nell'anziano o nell'iperteso la rigidità del vaso arterioso fa espellere con molta velocità la massa ematica determinando un azione microtraumatica sull'endotelio. In diastole la massa ematica non potrà inoltre giovarsi della propulsione data dal ritorno dell'aorta al calibro

"Ma sta attento, una cosa che non ho capito è perché la compliance può essere una spia dello stato di salute delle arterie. Me lo puoi spiegare."

"Sì te ne ho fatto solo cenno. Devi considerare in pratica il palloncino al quale hai fatto riferimento prima nel tuo esempio. Un palloncino di gomma molto elastica si dilaterà al tuo soffio molto di più di uno costituito di gomma rigida. In tal caso, infatti, per ottenere lo stesso globo dovrai soffiare con molta più energia. Allo stesso modo un'arteria sana è ben elastica e si distende molto di più a parità di livello di pressione impresso dalla pompa cardiaca rispetto ad un'altra invece rigida perché ha sofferto di varie situazioni di danno che hanno portato ad una graduale perdita di componente elastica. Sarà una sofferenza per la pompa, cioè per il cuore! Ma ci torneremo su più avanti…"

"Bene, il palloncino mi è servito ancora una volta..."

"Tornando alla distensibilità delle arterie penso che sarai d'accordo che l'aorta prossimale, la più ricca di fibre elastiche, sarà anche l'arteria con più elevata *compliance*: in altre parole accoglierà una gran quantità di sangue aumentando la pressione al suo interno ad un livello tale da far sì che, una volta terminata la sistole cardiaca, possa rilassarsi per tornare al suo volume iniziale di prima della dilatazione e sospingere di conseguenza la quantità di sangue al suo interno che potrà essere solo verso la periferia in quanto è impedito il ritorno al cuore per la presenza della valvola aortica una specie di saracinesca che una volta che il cuore ha espulso il sangue in sistole si chiude per impedire che possa ritornare nel ventricolo. L'aorta pertanto non è un semplice tubo, ma in virtù della sua elasticità e distensibilità si comporta in un certo senso come un *secondo cuore* che fornisce propulsione alla massa sanguigna una volta che il ventricolo abbia terminato la sua contrazione sistolica e mantiene un impulso alla movimentazione del sangue fra un battito e il successivo durante la diastole cardiaca. La struttura dell'arteria è idonea a far sì che il carico pressorio *acuto* impresso durante la sistole venga ammortizzato in ragione della distensibilità legata alla componente elastica (*European Journal of Preventive Cardiology* 2018;25:1496).

Se però volessimo fare ancora un esempio per capire in che cosa consista la *compliance* e in che modo consenta l'azione come secondo cuore, mi viene in mente, non pensare che sia bizzarro, che dovremmo andare con la memoria ai momenti delle feste di Natale quando capita di vedere per le strade uno zampognaro. Non hai mai fatto caso al modo in cui usa lo strumento che porta a tracolla? Se fai mente locale rammenterai che la zampogna è costituita da un otre che viene gonfiato dal pastore soffiando in una piccola cannetta. Da esso si dipartono due o tre altri piccoli tubi dotati di ance che emettono suono quando sono percorsi dall'aria che esce dall'otre, e da un'altra canna gestita come un piffero per modulare la melodia. Se ben ricordi il pastore soffia con forza ma ovviamente ad intermittenza di necessità, fino a quando l'otre si è ben gonfiato, dopo di che lui continua a soffiare al ritmo degli atti respiratori, ma il suono emesso dallo strumento è una melodia costante. È l'otre che in questo caso svolge la funzione dell'aorta, se mi permetti il paragone, e mette a disposizione la propria distensibilità, la propria *compliance*, e nel caso specifico svolge la funzione di secondo polmone del pastore."

"Forte, ne ho visti tanti pastori con la zampogna specialmente da piccolo, però non avrei mai pensato che un giorno mi sarei dovuto riferire a loro per comprendere come funziona la nostra circolazione. Robe da non credere. Ma se le cose stanno così i vasi sono protetti."

"Sì, è vero la struttura normale dell'albero arterioso consente ad esso di smorzare favorevolmente le cicliche *onde di volume, e corrispondentemente di pressione,* che vengono impresse dalla pompa cardiaca. Ciò non di meno dobbiamo anche considerare che

se questo è quanto si verifica in un soggetto con la pressione arteriosa normale, diverso è il comportamento nell'iperteso.

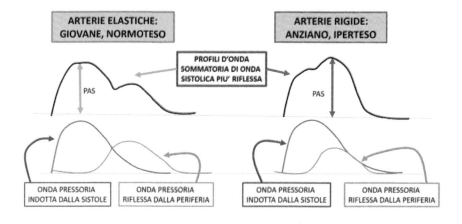

Fig. 12 – Profili d'onda nel normoteso e nell'iperteso. La velocità di riflessione dell'onda pressoria dalla periferia è l'attore principale nel modificare il profilo dell'onda.

In un iperteso, infatti, quelle onde di pressione di cui prima abbiamo parlato assumono un'entità assai maggiore e tanto più grande quanto più elevata è la condizione ipertensiva e questo porta con sé notevoli conseguenze (Fig. 12).

Per comprendere questo devi tornare con la mente a come è costituita la parete dell'arteria: la tonaca interna ricca di fibre elastiche, la media composta da fibre muscolari scarsamente propense alla distensione e la tonaca esterna ricca di strutture fibrose non distensibili. Pertanto già a livello del tratto prossimale dell'aorta se il grado di pressione immesso all'interno del vaso supera un determinato livello potrà essere superata la capacità massima di distensione legata alla gran quantità di fibre elastiche."

"E questo che cosa comporta?"

"Devi pensare che il carico pressorio, andato oltre il potere di ammortizzamento legato alla distensibilità della componente elastica, determinerà una maggior distensione del vaso che andrà a gravare in maniera preponderante sugli strati della tonaca media ed ancor più oltre dell'esterna caratterizzati da assai scarsa capacità di distendersi (*Osservatorio epidemiologico cardiovascolare*, 2013).

Il potere di ammortizzamento del carico pressorio, la compliance arteriosa, viene pertanto gravemente menomato in quanto le strutture della tonaca intima e della media si troveranno ad ogni sistole ad essere compressi fra il carico pressorio impresso dalla pompa cardiaca e la non distensibilità degli strati prevalentemente fibrosi della tonaca più esterna. L'arteria subisce di conseguenza un trauma ciclico di entità assai superiore a quello per il quale è strutturata e di questo ne fanno le spese le diverse sue componenti.

In primo luogo, a soffrire sono le fibre elastiche, che rappresentano l'elemento principale su cui poggia la capacità dell'arteria di distendersi a seguito dell'aumento della quantità di sangue che giunge battito dopo battito. Esse si spezzano, vanno incontro ad una progressiva frammentazione che ne riduce l'efficacia e la capacità di adeguarsi al ciclico aumento di volume rendendo il vaso arterioso via via più esposto al trauma pressorio e andando ad innescare un circolo vizioso.

Le fibre muscolari dal canto loro, private dell'ammortizzatore rappresentato dalla componente elastica, vengono ad essere, come dire, in prima linea e devono essere loro a sobbarcarsi maggior quota del ciclico trauma pressorio di parete. Vanno incontro a loro volta ad una sofferenza che ne determina l'ingrossamento e porta all'ispessimento della parete vasale. Questo a sua volta contribuisce a rendere l'albero arterioso più rigido, riducendone ancor più la pur minima *compliance* residua, e ad aumentare la resistenza del flusso sanguigno alla progressione facendo venir meno quello che avevamo definito il *cuore secondario*. Ricordi? Un fattore che a sua volta come un boomerang pone le condizioni perché aumentino i valori di pressione sanguigna all'interno del vaso.

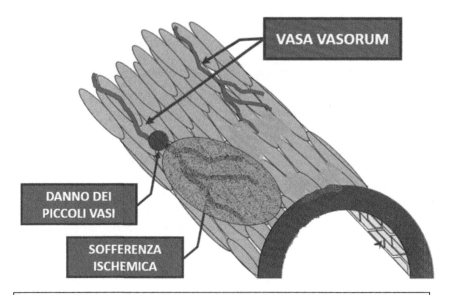

Fig. 13 – Il danno causato dall'ipertensione al microcircolo dei vasi ne condiziona la resistenza di parete.

Il trauma pressorio continuato al quale abbiamo più sopra fatto riferimento, con il tempo può anche svolgere un'azione di danno strutturale a carico della parete arteriosa nel suo complesso – fibre elastiche e strati di cellule muscolari – causando oltre alla frammentazione delle prime, di cui abbiamo fatto cenno poco prima, un impoverimento di numero e di resistenza delle seconde e non solo. Ti ricordi quando si parlava di *vasa vasorum*?"

"Già ..."

"Dai Ernesto non metterti a sorridere per il *latinorum*! Ti dicevo che essi rappresentano il microcircolo della parete arteriosa, e come per tutti gli organi del nostro corpo, il microcircolo è la fonte di nutrimento anche per le strutture della parete delle arterie. Purtroppo anche tali piccoli vasi vanno a soffrire per il carico pressorio eccessivo e, come avremo modo di dire più avanti, andranno incontro ad un progressivo danneggiamento che li porterà alla fine ad occludersi causando, come dire, un'ischemia della parete dell'arteria che dunque sarà ancor più debole ed esposta al trauma ipertensivo." (Fig. 13)

"In pratica è come se l'arteria facesse un piccolo infarto?"

"Bravo Ernesto! Vedo che sei molto attento! Dimmi dunque che cosa comportano queste ultime situazioni?"

"Domanda difficile … ma direi che si andranno a confrontare *tubazioni* più deboli con livelli di pressione più elevati."

"Esatto! Pertanto, maggior rischio di danno ed in particolare di dilatazioni fino a vere e proprie condizioni gravi come gli *aneurismi* quando il vaso cede alla pressione dilatando di molto il suo calibro e divenendo così esposto al rischio di rottura, evento che intuitivamente è della massima gravità vuoi in ragione della sede ove si verifica, pensiamo al cervello, vuoi per la gravissima emorragia che determina, come nel caso degli aneurismi dell'aorta addominale. Ricordi quando abbiamo fatto cenno alle bolle che si possono verificare nella camera d'aria della bicicletta quando viene danneggiata…

Non dobbiamo però credere che le cose finiscano qui! L'aumento del regime pressorio all'interno del vaso fa sì che al venir meno dell'azione ammortizzatrice delle fibre elastiche, come abbiamo visto, il ciclico *polso pressorio* vada a scaricarsi sulla componente muscolare e fibrosa della parete del vaso. Questa però non è distensibile ed accomodante come la componente elastica, ricordi? In tal modo il carico di pressione scorre rapidamente alla periferia andando a gravare su strutture vasali di piccolo calibro non adatte a sopportare l'impeto di volume e pressione. Anche in questo caso, l'effetto del danno al quale sono sottoposte se da un lato porta alcune ad ispessire la parete per sopportare meglio il carico pressorio, in gran parte le porta a soffrire al punto da degenerare e atrofizzarsi. Si verifica così che il reticolo dei piccoli e piccolissimi vasi, quello che viene definito il *microcircolo*, si impoverisce via

via sempre di più facendo di conseguenza soffrire per scarsa irrorazione gli organi ai quali si distribuisce e ai quali dovrebbe portare ossigeno e sostanze nutrienti. Si innesca così quella condizione che viene definita *danno d'organo* che prelude a complicazioni gravi tipiche dell'ipertensione non, o male, trattata: insufficienza renale, insufficienza cardiaca, danno cerebrale, …"

"Sì è vero! Anche recentemente ne ho sentito parlare e ne ho letto sul settimanale che acquista mia moglie. Ho letto l'articolo ma solo oggi sto comprendendo quello che serve a me, in qualità di nuovo iperteso, e chissà a quante altre persone come me!".

"Ti ringrazio, ma ricordi anche quando venivate in ambulatorio durante le visite quello che mi premeva era che chi mi stava difronte avesse compreso il messaggio che gli stavo dando. **Con una persona non devi accontentarti di sapere che ti ha ascoltato, devi essere sicuro che ti abbia capito!**

Beh, torniamo alla nostra chiacchierata. Se questo è quanto avviene nel soggetto iperteso non trattato, sarà bene considerare che non di rado nella stessa persona coesistono due o più condizioni che l'esperienza e soprattutto gli studi clinici di popolazione hanno insegnato essere elementi peggiorativi in maniera non additiva bensì sinergica, cioè la presenza dei due peggiora la situazione molto più di quanto farebbe individualmente ciascuno di essi. Ci si trova difronte ad una tipica situazione nella quale come si usa dire *uno più uno non fa due ma tre* o ancor di più.

La situazione più tipica è il caso della coesistenza fra ipertensione e diabete mellito nella quale il danno derivante dall'azione di entrambe queste condizioni accelera il danno vascolare sia a livello dei vasi di grosso calibro che del microcircolo. Ecco, dunque, in particolare il grave accelerare dell'insufficienza renale con la comparsa di quelle alterazioni a carico di sangue e urine (aumento della creatinina, dell'azotemia, perdita di proteine con l'urina) che avremo modo di analizzare più avanti."

"No per fortuna la mia glicemia è 90!"

"Bene Ernesto! Ma un altro ambito dove questa accoppiata mette in evidenza il proprio ruolo deleterio è l'occhio. Il microcircolo retinico, infatti, è una sede dove la sofferenza legata all'ipertensione arteriosa non trattata accresce il potenziale danno indotto dalla malattia diabetica. Non sai quanti disastri vede Rita in ambulatorio quando esamina il fondo dell'occhio a certe persone che hanno questa accoppiata ipertensione più diabete.

Ma dobbiamo fare ancora un'altra considerazione, è un po' più complicata, sta ben attento ma se mi hai seguito fino adesso vedrai che non avrai problemi.

Un fatto a cui raramente si pone attenzione è rappresentato tra l'altro da come uno intende lo scorrere di un liquido all'interno di una tubazione: non si deve dimenticare che porta con sé alcune conseguenze.

In primo luogo, nelle sedi di biforcazione dove la sezione del vaso a monte (pensa per esempio all'aorta addominale distale prima della biforcazione che ha un diametro di circa 20 mm) è chiaramente superiore rispetto alla somma di quelle dei vasi a valle (in questo caso le due arterie iliache comuni che hanno diametro intorno a 12 mm ciascuna). Questa differenza fra la sezione a monte, più ampia, e la somma di quelle a valle, inferiore, realizza quello che possiamo immaginare andando a pensare a quanto la stampa ha riportato talora in occasione di eventi musicali o sportivi. Pensa all'uscita precipitosa di grandi masse di pubblico da luoghi ampi verso vie di sfogo con spazi limitati – pensa agli anfiteatri: i nostri progenitori li costruirono con ampie gradinate e per contro con le vie d'accesso e di uscita di necessità dimensionalmente piccole seppur in numero notevole – a proposito lo sai che si chiamavano *vomitoria* ovviamente in *latinorum*? - nel caso sopravvenga un problema che spinge il pubblico ad uscire precipitosamente, avremo sovraccarico di persone ed impossibilità per tutti di uscire contemporaneamente con formazione di grande calca. La cronaca ricorderai ha recentemente riportato anche situazioni con persone traumatizzate se non addirittura calpestate con tutto quello che ne può conseguire." (Fig. 14)

"Sì! Hai ragione penso a recenti fatti sia all'estero che nel nostro Paese ..."

"Già! Nel nostro caso si determina uno squilibrio tra l'area di applicazione della pressione a monte e quella a valle: che cosa ne risulterà?

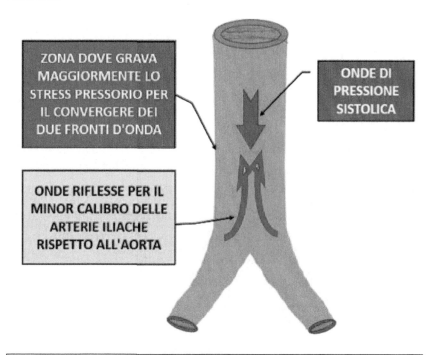

Fig. 14 – Il comportamento della riflessione dell'onda pressoria indotta dal calibro inferiore delle arterie iliache rispetto all'aorta. Le onde pressorie riflesse specialmente negli ipertesi, andranno a gravare sulla parete dell'aorta addominale.

La componente di energia pressoria che non riesce a trovare sfogo nei lumi delle arterie distali determina un'*onda di pressione riflessa* che si va appunto a scaricare sulla parete del vaso a monte, nel nostro esempio dell'aorta addominale. Questo comportamento va ad accentuare notevolmente il carico pressorio sulla parete. Se questo è quanto si verifica nella condizione normale, dobbiamo pensare quanto più sarà gravoso il carico se stiamo considerando una persona ipertesa! Restando al nostro esempio: 1. aumento di pressione arteriosa, 2. perdita di componente elastica della parete, 3. struttura arteriosa indebolita dalla sofferenza del microcircolo della parete vasale, 4. onda di pressione riflessa, …. ecco allora tutta una serie di motivi che si aggravano l'uno con l'altro e possono condurre a formarsi una di quelle dilatazioni dette *aneurisma* dell'aorta addominale!

Ma non è finita! Come non bastasse sarà bene che consideri la struttura del grosso vaso, come l'aorta appunto, confrontando una situazione di normalità con quella legata all'invecchiamento oppure all'ipertensione. Puoi comprendere più facilmente quanto stiamo per considerare ritornando per un attimo a vecchie reminiscenze. Tutti abbiamo a memoria come sia più veloce la trasmissione delle vibrazioni quanto più una struttura è rigida: il suono, per esempio, si propaga più velocemente in una struttura rigida rispetto all'aria. Vuoi dirmi che non ricordi i film western quando c'era sempre il personaggio che appoggiava l'orecchio a terra per *sentire* in anticipo il rumore dei cavalli al galoppo che stavano sopraggiungendo?"

"Non sbagli! Anzi se vuoi posso farti un elenco di titoli. Ricordi che sono sempre stato un appassionato di film western classici …"

"Infatti mi sembrava di portare un esempio azzeccato per il mio amico! Abbiamo visto prima che nell'iperteso si modifica la struttura vasale, con perdita di distensibilità e compliance, e di conseguenza si vanno accentuando le componenti che ne determinano la *rigidità*. Dobbiamo pensare che il carico di energia pressoria immesso in una struttura più rigida, e dunque in grado di trasferire più velocemente l'onda di pressione, viaggerà più speditamente verso la periferia.

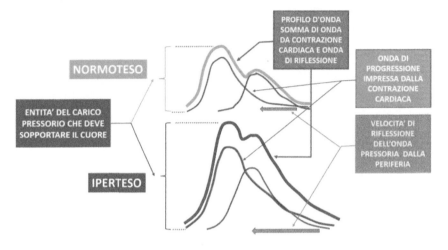

Fig. 15 – Rappresentazione dell'onda pressoria, somma di onda sistolica e onda riflessa, e come questa va a gravare sulla attività cardiaca.

Infatti, se il vaso non ha adeguata compliance l'onda di pressione che procede verso la periferia viaggia a velocità molto superiore in una *tubazione* rigida che non si plasma alla variazione di polso pressorio ammortizzandone gli effetti. L'onda pressoria dalla periferia viene poi riflessa e viaggiando più velocemente tenderà a giungere a livello della origine dell'aorta quando sta per immettersi un successivo carico pressorio da parte del cuore con l'attività sistolica. Le due onde di pressione andranno a sommarsi e si avrà nella zona aortica più vicina al cuore un aumento ancor più marcato del livello pressorio endoluminale contro il quale dovrà operare la sistole cardiaca: uno sforzo nettamente superiore per la pompa" (Fig. 15). (Parleremo più diffusamente di questo nel capitolo 6).

"Povero cuore! Deve far fronte ad un lavoro assai superiore rispetto a quanto dovrebbe ..."

"Hai ragione Ernesto! Adesso però ti racconto di un ulteriore fenomeno che viene ad essere collegato alla modalità di scorrimento del flusso ematico ed è rappresentato dagli effetti che i caratteri del flusso esercitano sullo strato endoteliale.

Si è visto infatti che la conformazione anatomica del vaso influisce sui caratteri del flusso consentendone un comportamento sostanzialmente *lineare* o determinando invece una situazione di irregolarità dei profili di flusso che, nel caso aumenti il regime pressorio, si va ad accentuare causando vere e proprie zone di *turbolenza*. Queste tendono ad essere peraltro più facili ad esprimersi ove si presentano delle biforcazioni arteriose e questo ci fa capire perché quelle siano le zone ove più facilmente si abbiano segni di sofferenza che si traducono nello sviluppo di placche ateromasiche.

Per semplicità pensa a depositi di materiale infiammatorio e di grassi specialmente colesterolo. Questo sarà molto più facile a verificarsi specialmente nell'iperteso per le particolari caratteristiche del flusso turbolento a cui prima abbiamo fatto cenno: la biforcazione delle carotidi, l'origine delle arterie coronarie, delle renali, delle iliache (vedi Cap. 2).

E guarda caso, andando a gettare benzina sul fuoco, tale situazione tende ad esacerbarsi nelle zone immediatamente a valle di un tratto arterioso ove già sia presente una placca aterosclerotica."(Fig. 16)

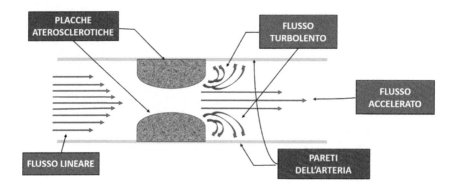

Fig. 16 – Schematizzazione di flusso turbolento determinato dalla presenza di una placca in un vaso.

"Fammi capire meglio Paolo!"

"Per meglio comprendere questo fenomeno pensa per un attimo a quante volte ti sarà capitato di attraversare un ponte su di un fiume, passeggiando. Avrai senz'altro gettato lo sguardo al flusso dell'acqua e avrai potuto notare che, subito dopo aver superato i pilastri di basamento alla riva o i piloni al centro del corso d'acqua, il flusso tende a formare dei piccoli vortici con l'acqua che volge anche in senso contrario al corso principale e tende a verificarsi lo stazionare e l'aggrovigliarsi in tali zone di arbusti e piccoli tronchi."

"Adesso che mi ci fai pensare è proprio vero!"

"Questo in pratica non è dissimile da quanto è causato da una placca nel lume vasale: si verificano turbolenze in quella zona e queste agiscono sulle piastrine e sulle cellule endoteliali dando inizio ad una serie di eventi che facilitano la progressione, il peggioramento di una placca preesistente o la sua formazione nel caso si considerino ambiti anatomici particolari come le biforcazioni vasali che ricorderai prima abbiamo citato.

La turbolenza di flusso infatti ha una duplice potenzialità negativa: da un lato determina a livello degli strati endoteliali una condizione che facilita il richiamo e la deposizione di componenti lipoproteiche che vanno a far parte della placca e dall'altro attiva cellule dell'infiammazione che innescano uno *stato infiammatorio* locale con l'avvio di tutti quei processi legati al metabolismo delle cellule endoteliali e che portano ad azioni che facilitano l'aggregazione piastrinica, l'infiammazione, la trombosi, la vasocostrizione e contemporaneamente inducono la perdita di attività antiaggregante e vasodilatatrice."

CHE COSA DOBBIAMO RICORDARE

1. Tastando il nostro polso possiamo apprezzare il colpo che corrisponde alla pressione sistolica e, fra un colpo ed il successivo, il tono del vaso che corrisponde alla pressione diastolica.

2. La pressione si misura in millimetri di mercurio (mmHg).

3. Le arterie sono costituite da tre diversi strati detti tonaca: l'intima, la media e l'avventizia.

   a. L'intima, la più interna, è costituita da uno strato di cellule endoteliali circondate da uno strato di fibre elastiche.

   b. La media ricca di cellule muscolari che governano la tensione della parete, ad esse giungono le fibre nervose per regolarne il tono di contrazione ed i minuscoli vasi di nutrimento, uno strato di fibre elastiche la separa dall'avventizia.

   c. L'avventizia, l'esterna è ricca di fibre collagene che provvedono a stabilizzare il vaso alle strutture adiacenti, e non è praticamente distensibile.

4. La parte più vicina al cuore è più ricca di fibre elastiche per sostenere più agevolmente il carico pressorio immesso alla sistole.

5. Tale componente elastica consente all'aorta di dilatarsi ed accogliere il carico di volume in ragione della maggiore distensibilità (la *compliance*).

6. Il ritorno alla dimensione originale dopo la distensione dell'aorta e dei grossi vasi consente la progressione del sangue più distalmente (*cuore secondario*).

7. L'ipertensione determina un danno vasale che rende più rigida la parete e riduce la compliance. Come conseguenza si avranno:

   a. Minor azione di ammortizzamento del carico pressorio.

   b. Maggior velocità di propagazione dell'onda pressoria.

   c. Più veloce riflessione del fronte pressorio che tende ad opporsi al nuovo carico della successiva sistole appesantendo l'azione cardiaca e accelerando il declino della funzione di pompa.

8. La sofferenza dell'endotelio favorisce il deterioramento dei piccoli vasi del microcircolo nutritizio per gli organi dell'intero organismo.

9. La coesistenza di ipertensione e diabete potenzia fortemente il danno del microcircolo per l'azione concorrente delle due patologie.

10. La sofferenza endoteliale espone il vaso alla possibile formazione di placche ateromasiche che possono costituire sedi di rischio trombotico.

CAP. 2 - L'IPERTENSIONE ARTERIOSA E IL DANNO ALL'ENDOTELIO

"Senti Ernesto, ti ho parlato molto di *endotelio* e ti ho detto che si tratta di uno strato di cellule che riveste la superficie interna dei vasi e del cuore. Che ne diresti se ti raccontassi un po' più in dettaglio quali sono le sue caratteristiche, le sue funzioni nel nostro organismo?"

"Direi che è la scelta giusta e, affascinato come sono da quanto hai raccontato fino a qui, non farei altro che ringraziarti."

"Figurati, è un piacere! D'altro canto, prima di parlare di che cosa rappresenti, in che cosa consista il danno dell'ipertensione all'endotelio sarà bene spendere qualche parola per capire con un po' più di precisione qual è il ruolo di questo strato di cellule.

L'endotelio è stato considerato per molto tempo come un semplice *rivestimento* della superficie interna delle arterie, delle vene, dei capillari e del cuore in pratica di tutte le strutture che fanno parte del sistema circolatorio. In seguito con il progredire degli studi e con la disponibilità di nuove e molto più sofisticate metodiche di indagine quello che si riteneva un semplice strato di cellule che *piastrellava* la superficie interna dei vasi si è invece scoperto essere una fucina di attività. Una vera e propria officina che produce, sintetizza come si dice, una numerosa serie di sostanze deputate a governare svariati ed importanti aspetti di quella complessa serie di meccanismi nei quali consiste la circolazione, fino a giungere a configurare un vero e proprio *organo* seppur non nel senso che siamo abituati ad intendere una tale struttura. Di solito infatti parlando di un *organo* vien da pensare a fegato, rene, od ancora polmone o cuore solo per citarne alcuni".

"È vero, Paolo, viene un po' difficile da comprendere il discorso di un organo distribuito dappertutto nel nostro corpo senza una sede ben definita, non ti pare?"

"In effetti hai ragione, Ernesto, ma devi imparare a sostituire il concetto *anatomico* di una struttura, nella fattispecie di un organo, con il concetto *funzionale*.

D'altro canto, se consideri che questo strato di cellule come ti ho detto prima è distribuito diffusamente a rivestire le strutture che fanno parte della circolazione, non avrai difficoltà ad immaginare che non debba essere solo una struttura passiva. Infatti, pensa, secondo i vari autori che di questo si sono occupati, se potessimo mettere l'una accanto all'altra tali cellule su di una superficie otterremmo un'area superiore a quella di due campi da tennis!"

"Incredibile!"

"In effetti ti capisco. Dopo un primo momento quando l'endotelio si dimostrò sede della sintesi di particolari sostanze che favoriscono il mantenimento della pervietà di un vaso affinché resti aperto al flusso e di cui parleremo più avanti, in seguito con il progredire degli studi la gamma di attività delle cellule endoteliali è stata vista progressivamente assai più articolata e complessa. È l'endotelio, infatti, che *dialoga* costantemente con le cellule muscolari dello strato (tonaca) medio di un'arteria contribuendo a governare il loro tono per garantirne la corretta pervietà e di conseguenza l'integrità del flusso vascolare.

I vasi in pratica, come ormai avrai certamente capito, non sono semplicemente *tubazioni* che servono a trasportare il sangue ai tessuti, un po' come le condutture dell'acquedotto che porta l'acqua a casa nostra, ma anzi, sono strutture che nelle loro diverse costituenti mantengono un dialogo costante governando dilatazione o viceversa restringimento del tubo vascolare per mezzo di sostanze che modificano il tono delle cellule muscolari della tonaca media.

La estesa gamma di attività delle cellule endoteliali è garantita dalla presenza nel loro interno o alla loro superficie di proteine che svolgono attività enzimatica oppure si comportano da veri e propri recettori per sostanze proprie dell'organismo presenti nel circolo ematico oppure anche come vedremo per sostanze estranee. Ma andiamo con ordine."

"Sì, ti prego perché comincio a rendermi conto della reale complessità del problema!"

"Tranquillo, Ernesto, possiamo iniziare considerando l'endotelio come fucina di sintesi, una fabbrica come quella dove hai prestato servizio fino a qualche anno fa. Per il tramite di processi enzimatici produce sostanze ad azione vasodilatatrice come l'*ossido nitrico*, che deriva dal metabolismo di particolari aminoacidi, oppure la *prostaciclina* derivata invece dal metabolismo dell'acido arachidonico, un acido grasso con caratteristiche particolari del quale sono ricche le membrane cellulari. La prostaciclina è forse il rappresentante più noto dell'ampia famiglia delle *prostaglandine*: acidi grassi a lunga catena, individuati per la prima volta nel secreto prostatico da cui deriva appunto il loro nome. Vengono prodotti localmente ed altrettanto localmente agiscono per poi essere rapidamente eliminati. La prostaciclina può attraversare la membrana cellulare andando ad agire sulle cellule muscolari della tonaca media inducendone il rilasciamento. Oppure, liberata all'interno del vaso, esprimere una potente attività di inibizione nei confronti delle piastrine che così non possono andare incontro ad aggregazione e viene in tal modo impedita la cosiddetta *fase piastrinica* appunto della coagulazione." (Fig. 17)

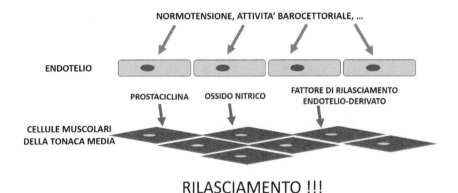

RILASCIAMENTO !!!

Fig. 17 – Azioni fisiologiche dell'endotelio che consentono il rilasciamento delle cellule muscolari della tonaca media.

"Esatto anche mio cognato sta prendendo una medicina che il Medico gli ha detto serve perché non si aggreghino le sue piastrine. Sai lui ha già avuto un infarto …"

"Hai proprio ragione Ernesto, è quello che si chiama *antiaggregante piastrinico* e si impiega perché le piastrine non vadano ad avviare fatti di trombosi! Considera che un endotelio che funzioni male per le cause più diverse in effetti pone la persona nella condizione di avere a disposizione meno prostaciclina e di conseguenza essere meno in grado di bloccare aggregazioni piastriniche e bloccare fenomeni di coagulazione inappropriati che potrebbero portare a fatti trombotici con tutte le conseguenze che puoi immaginare. Tuo cognato a quanto mi dici l'ha già sperimentato purtroppo …"

"Già, hai ragione."

"Andando avanti con la nostra chiacchierata, ti devo dire che le cellule endoteliali sono in grado di esprimere anche un'altra sostanza ad azione vasodilatatrice (EDHF – acronimo anglosassone che sta per Fattore Iperpolarizzante di Derivazione Endoteliale) la quale agisce mediante lo spostamento di ioni potassio dall'endotelio, attraverso la membrana, verso le cellule muscolari, ma per lo scopo di questa chiacchierata non ha senso che ci si addentri negli aspetti ad essa relativi.

L'altro ambito ove si è dimostrata l'attività di sintesi da parte delle cellule endoteliali è proprio sul versante opposto: ovvero è rappresentato dalla produzione di sostanze ad azione vasocostrittrice. Alcune sono anch'esse prodotti derivati dall'acido arachidonico come abbiamo visto prima la prostaciclina. Parliamo in questo caso di *trombossano* e altri derivati ancora (definiti nel complesso *prostanoidi*) molti di essi attivi nell'indurre la costrizione della cellula muscolare della media e, in sede intravasale, attivare il processo dell'aggregazione piastrinica con tutto quello che abbiamo visto essa comporta. Si comportano così in maniera speculare appunto alla prostaciclina." (Fig. 18)

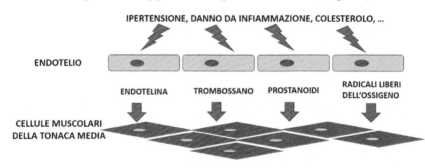

Fig. 18 – Effetto di prodotti dannosi derivati dall'endotelio sottoposto all'azione di fattori nocivi come infiammazione, ipertensione, ipercolesterolemia, ….

"Paolo, in pratica l'acido arachidonico è la fonte sia degli angeli che dei demoni!"

"Bravo! Hai parafrasato il titolo di un noto best seller ma comunque ottimo esempio, sai che non ci avevo mai pensato!? Ma andiamo avanti! Altre sostanze di rilevante importanza sono i cosiddetti *radicali liberi dell'ossigeno* ovvero molecole che derivano, come dice il loro nome, dal metabolismo cellulare che porta appunto alla liberazione di ossigeno ma in una forma chimica instabile e per questo in grado di reagire rapidamente con le strutture che incontra. È tipica la loro produzione in corso di infiammazione: una volta liberati sono in grado di reagire in maniera deleteria con strutture proteiche ed acidi nucleici danneggiandoli.

Molto importante è inoltre l'*endotelina*, una sostanza di natura proteica prodotta dalle cellule endoteliali come suggerisce il suo nome, la quale va ad agire su recettori specifici. Questi sono di due tipi: il *tipo A* si colloca a livello della cellula muscolare vasale e quando stimolato da endotelina ne determina la contrazione con vasocostrizione e conseguente aumento della pressione sanguigna. Il *tipo B* invece si colloca a livello della superficie delle stesse cellule endoteliali ove stimola la produzione di *ossido nitrico* ad azione vasodilatatrice. Anche qui abbiamo ancora una volta come dicevi tu angeli e demoni che derivano dalla stessa sostanza!"

"Bravo Paolo, vedi che anche tu impari qualche cosa da me …" – lo dice sorridendo con gusto!

"Certamente! Non si è mai finito di imparare! Abbiamo visto che le cellule endoteliali giocano un ruolo molto importante nel mantenimento di una corretta fluidità del sangue affinché non abbiano a verificarsi quei temibili eventi noti come *trombosi*. Le dinamiche del processo coagulativo, sta tranquillo, non fanno parte della nostra chiacchierata odierna. Basti pensare che si svolge una serie di reazioni che vedono partecipare le piastrine, che sono frammenti di una popolazione cellulare del midollo osseo: i megacariociti. Esse intervengono immediatamente, aggregandosi, a formare il primo baluardo per arginare una emorragia (per lo meno in situazioni *normali*) ma in condizioni *patologiche* come nell'evoluzione della malattia aterosclerotica, in situazioni di infiammazione o ancora in corso di particolari malattie, possono avviare in maniera inappropriata il loro processo di aggregazione ed attivare di conseguenza la coagulazione che in tale contesto contribuisce alla formazione di complicanze cliniche specifiche come la tromboflebite, più comunemente nota con il semplice nome di flebite, per citare una delle più note. Oppure andare ad ostruire i piccoli capillari del polmone, ad esempio, impedendone in tal caso la funzione di ossigenazione del sangue, come abbiamo imparato essere un fatto frequente in malattie come la SARS, ricordi alcuni anni fa, e recentemente i casi da COVID-19.

L'azione protettiva dell'endotelio nei confronti della trombosi è sostenuta pure dalla presenza di altre molecole che agiscono come inibitori di specifiche fasi del processo coagulativo. Alcune di queste per la loro elevatissima efficacia sono entrate prepotentemente nel bagaglio terapeutico a disposizione del Medico per il trattamento di un Paziente in corso di eventi trombotici coronarici, cerebrali e circolatori in generale." (Fig. 19)

"Sai Paolo, mio cognato mi ha raccontato che all'epoca dell'infarto gli hanno somministrato addirittura nelle coronarie una medicina contro la trombosi. Penso sia stata una di queste sostanze! E dice sempre che gli hanno salvato la vita perché se non avessero fermato la trombosi che si stava sviluppando … non so come sarebbe andata a finire …".

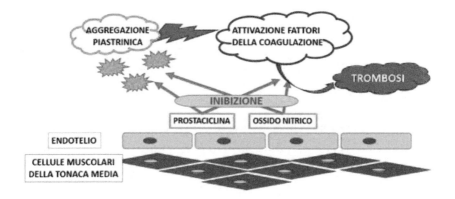

Fig. 19 – Endotelio, piastrine e fattori della coagulazione. L'endotelio sano svolge azione fondamentale nel controllo delle reazioni di aggregazione e di coagulazione.

"Esattamente, hai fatto centro ancora una volta, Ernesto! Ma adesso torniamo alla nostra chiacchierata! Parlarti di endotelio in un discorso sull'ipertensione serve per far capire a che cosa si va incontro nel caso l'ipertensione, non curata come si deve, giunga a determinare una sofferenza appunto di quello strato di cellule che riveste l'interno delle *tubazioni* nella nostra circolazione. Ti ho detto quante azioni svolgano nel controllo della contrattilità delle cellule muscolari della tonaca media oltre che in quello dei processi di coagulazione. Ma in questo ambito non è ancora finita, infatti l'endotelio interviene nei processi della coagulazione, come abbiamo ricordato più sopra, con la produzione di Prostaciclina ed Ossido Nitrico che rappresentano potentissimi inibitori della aggregazione piastrinica, ma, al di là di ciò, la sua azione è ben più articolata. Ad esempio impedisce che le piastrine ed i fattori della coagulazione circolanti entrino in contatto con strutture proteiche sottostanti all'endotelio stesso ed alle quali esso è ancorato per restare stabile all'interno del tubo vasale. Esse, infatti, potrebbero svolgere il ruolo di innesco della cascata coagulativa o ancora avrebbero una potente azione di facilitazione della aggregazione

70

piastrinica. Vedi l'importanza di uno strato endoteliale sano ed intatto! (*Endothelial Functions.* Arterioscler Thromb Vasc Biol 2017; *Endothelial Dysfunction in COVID-19.* Current Hypertension Reports 2020).

Abbiamo detto delle innumerevoli attività che lo caratterizzano. Dobbiamo però considerare che l'endotelio d'altro canto non si comporta passivamente ma risponde in maniera attiva a diversi stimoli. Tra i più comuni le variazioni di flusso da intendere sia come variazioni della frequenza di immissione di sangue da parte della sistole cardiaca, che determina una ciclicità dello stress parietale, sia come entità del carico pressorio ad ogni sistole che determina, come avevamo discusso prima, un maggiore stress dilatativo. Per di più, nel caso i vasi siano caratterizzati da una condizione di maggior rigidità, legata o all'avanzare dell'età oppure all'intervento di condizioni patologiche come l'ipertensione, l'ipercolesterolemia, il diabete, avremo come risultato che si verifica una situazione nella quale come ti avevo spiegato si amplificano gli effetti dell'onda pulsatoria sulla parete del vaso. A seguito di questo accresciuto stress, è l'endotelio la prima struttura che va incontro a sofferenza con perdita delle sue azioni favorevoli al buon funzionamento dell'arteria e l'emersione invece di altre azioni che possono avere effetto negativo.

Ma ancora! L'endotelio reagisce anche a situazioni dovute ad *infiammazione* che coinvolga l'intero organismo, quali possono far parte del corteo clinico di svariate malattie, dalle infettive alle reumatologiche ed in generale nelle forme in cui il sistema immunitario viene attivato in maniera importante, specialmente se non controbilanciata e regolata dai meccanismi di controllo dell'organismo.

E non è finita! Le cellule endoteliali svolgono un'azione importantissima anche sul versante endocrino e metabolico, ovvero agiscono come produttori di sostanze ad azione ormonale ed intervengono in alcune fasi del metabolismo. Relativamente a quest'ultimo aspetto, rappresentano il sito ove vengono catturate le proteine deputate al trasporto dei grassi che poi verranno sottoposte al loro successivo destino metabolico."

"Mi pare che fino ad ora tu mi abbia raccontato dell'endotelio vita, morte e miracoli per dir così. In pratica ho capito che un endotelio sano è essenziale per il buon funzionamento della circolazione, che è importantissimo per contrastare il formarsi di trombosi, che svolge il ruolo di cattura proteine lipidiche, ma anche che è molto delicato e soffre se c'è un sovraccarico di colesterolo, se siamo diabetici, se, ahimè, siamo ipertesi, se abbiamo malattie infiammatorie ... però non ho ancora capito se le cellule endoteliali hanno un qualche ruolo attivo nelle situazioni legate all'ipertensione? Abbiamo sentito dell'endotelina, dei prostanoidi, ...c'è anche dell'altro?"

"Certamente Ernesto, ti ringrazio per avermi dato lo spunto a parlarne! Penso che tutti abbiano sentito parlare dei farmaci antiipertensivi appartenenti alla classe degli ACE-inibitori!"

"Sì, se non sbaglio sono quei farmaci che dalle notizie di stampa e televisione sembrava che, per il loro meccanismo d'azione, svolgessero un ruolo sfavorevole in occasione dell'infezione da COVID-19?"

"Bravo, proprio quelli. Questi farmaci agiscono andando ad inibire l'attività di un enzima – l'*Angiotensin Converting Enzyme*, acronimo ACE appunto ovvero l'Enzima di Conversione dell'Angiotensina – il quale si situa a livello della membrana delle cellule endoteliali, dappertutto nell'organismo ma con una concentrazione particolarmente elevata nei capillari polmonari, e determina attivazione di una particolare proteina – l'*Angiotensina I* – trasformandola in *Angiotensina II* dotata di potente attività vasocostrittrice e quindi in grado di aumentare notevolmente la pressione del sangue. Per di più l'*Angiotensina II* agisce anche a livello delle ghiandole surrenali, organi che sono situati come cappucci proprio al di sopra dei reni come dice il loro nome, a livello delle quali va a stimolare la produzione di *Aldosterone* ormone deputato in particolare al risparmio del sodio nei vari distretti dell'organismo in primo luogo il rene. Ma di queste angiotensine e dell'aldosterone parleremo più avanti quando affronteremo il rapporto che c'è fra ipertensione e rene, ed inoltre quando parleremo delle ipertensioni secondarie."

"D'accordo, ecco questa in un certo senso rappresenta l'azione ormonale dell'endotelio..."

"Proprio così Ernesto!"

CHE COSA DOBBIAMO RICORDARE

1. L'endotelio funzionalmente rappresenta un vero e proprio organo costituito da cellule stratificate alla superficie interna di tutti i vasi sanguigni e del cuore.
2. Produce una molteplice serie di sostanze che pur avendo azioni tra loro contrastanti (ad esempio prostaciclina e trombossano, prostanoidi ed ossido nitrico) in condizioni normali fisiologiche si comportano in maniera da consentire un equilibrio che garantisce il mantenimento di una ottimale pervietà dei vasi sanguigni e la prevenzione della trombosi, l'antagonismo nei confronti dell'aggregazione delle piastrine e delle reazioni infiammatorie locali.
3. Il danneggiamento dell'endotelio, come in caso di ipertensione arteriosa non controllata, determina la perdita di quelle funzioni ed espone l'organismo a tutta la serie di complicanze che da questo deriva.

4. L'attività antiinfiammatoria dell'endotelio si esplica efficacemente anche nei confronti dei radicali liberi dell'ossigeno, prodotti delle reazioni infiammatorie ed altamente tossici nei confronti delle diverse strutture cellulari.

5. L'endotelio produce anche una proteina, l'endotelina. Essa interagisce con due diversi recettori: l'*A* che induce contrazione delle cellule muscolari della tonaca media costringendo il vaso e facendo aumentare la pressione; il *B* che stimola la produzione di ossido nitrico vasodilatatore ed antiaggregante piastrinico.

Cap. 3 - IPERTENSIONE ARTERIOSA E FAMILIARITA'

"A proposito Paolo, un dubbio che mi è sorto fin dall'inizio quando ti avevo raccontato di mio zio Sandro. Il fatto che lui sia iperteso come lo era mio padre, suo fratello, significa che l'ipertensione è un problema di famiglia? Sarebbe un'angoscia ... se penso ai miei figli ..."

"In un certo senso quello che hai sospettato in pratica è vero. Se facciamo una rapida ricerca fra i nostri conoscenti, anche i più stretti, verrà senza dubbio a galla la constatazione che nella maggior parte dei casi la consapevolezza di essere ipertesi o per lo meno, la dichiarata necessità di assumere una terapia per l'ipertensione è tipica di molti *gruppi familiari* ove si sente citare o semplicemente il fatto di essere *ipertesi* oppure, andando ad indagare più a fondo, si scopre che uno dei genitori ha avuto una paralisi, o ancora ha sofferto per scompenso cardiaco, insufficienza renale o, negli anni, era andato incontro ad una progressiva demenza, problemi suggestivi di ipertensione arteriosa non controllata.

Si vedrà tra l'altro che queste complicanze saranno più rappresentate quanto più giovane era l'età d'esordio dell'ipertensione e nel caso che entrambi i genitori fossero ipertesi."

"Adesso che mi ci fai pensare è proprio vero! D'altro canto basta che guardi la mia famiglia..."

"Già. I motivi per i quali esiste questa *familiarità* poggiano su basi genetiche ad espressione più o meno marcata ma comunque in ogni caso fortemente influenzate dalle condizioni ambientali. Alcuni esempi pratici: a parità di corredo genetico il fatto di vivere in un contesto familiare dove l'impiego di *sale da cucina* è particolarmente elevato fa sì che possa svilupparsi più facilmente un quadro di ipertensione. Ancora l'essere forti *fumatori:* il tabacco consente di assimilare suoi componenti che vanno ad aumentare la rigidità della struttura vasale, oltre a danneggiare l'endotelio. Il *sovrappeso*, l'*abuso etilico*, e la *scarsa attività fisica* sono tutti elementi che vanno a giocare sfavorevolmente in situazioni familiari caratterizzate da patrimoni genetici particolari. Come d'altro canto un'impostazione caratteriale improntata ad un vissuto d'*ansia* e frequente *stress psicologico.*

Oggi in effetti si è giunti ad attribuire particolare importanza all'*epigenomica* ovvero una branca delle conoscenze che studia le modificazioni all'espressione del patrimonio genetico determinate da stress, alimentazione, situazioni ambientali, per citare le più comuni. Non si modificano infatti i geni, non viene alterata la sequenza del DNA, ma viene modificata la loro espressione nell'organismo di quella tal persona permettendo appunto l'emergere in essa di aspetti che favoriscono la manifestazione clinica dell'ipertensione arteriosa." (Epigenetic Modifications in Essential Hypertension: *Int. J. Mol. Sci.* 2016)

"Anche su questo mi fai far mente locale e mi tornano alla memoria cose alle quali fino a poco fa non avrei mai dato peso. Ricordo che, in occasione di pranzi e cene a cui anch'io talvolta partecipavo, sia per mio padre che per suo fratello non era mai adeguata la sapidità dei piatti e dovevano sempre aggiungere sale a tavola! Mancava solo che lo mettessero anche sul dolce ..."

"Sì! è un atteggiamento comune! In effetti si è visto essere principalmente tali condizioni, tali abitudini che facilitano l'emergere e l'assumere rilevanza clinica a situazioni che poggiano a loro volta su *difetti genetici.* Questi sono alla base di un difettoso controllo del bilancio fra i sistemi di elaborazione delle sostanze ad azione vasodilatatrice e rispettivamente vasocostrittrice, oppure ad un'alterata gestione del volume dei liquidi circolanti, o ancora ad una inadeguatezza nella capacità del sistema nervoso di rispondere in maniera coerente agli stimoli che derivano dallo stress vascolare per il tramite dei barocettori (i recettori di pressione ricordi?). Come comprenderai tutta questa serie di situazioni potrà avere ripercussioni sfavorevoli sulla funzione del sistema circolatorio e sulla attività del cuore ..."

"Se ho capito bene vi sarebbe un'alterazione di uno o più sistemi di controllo della circolazione e di conseguenza si avrebbero ripercussioni su quegli elementi che governano i livelli di pressione arteriosa ..."

"Giusto! Per farti un esempio, abbiamo parlato (cap. 2) dell'enzima di conversione dell'angiotensina (ACE). Varianti del gene che lo codifica sono state poste in relazione con una maggior prevalenza di ipertensione e con una maggior rilevanza delle complicanze ad essa correlate sia sul versante vascolare che sulla funzione renale.

Ricorderai inoltre senz'altro quando all'inizio si parlava di *contenente* – i vasi - e *contenuto* – la massa sanguigna. Del primo abbiamo parlato. Il *contenuto,* ovvero il sangue, è costituito da una componente liquida, da cellule e da proteine oltre a sostanze nutritive, sali minerali, vitamine, ...

La parte liquida è costituita per lo più da acqua: l'acqua, come ben sai Ernesto, è vita e d'altro canto il peso del nostro corpo è costituito per il 60% circa da acqua! Come puoi immaginare, sarà di conseguenza molto importante il meccanismo che gli esseri viventi hanno elaborato per la conservazione dell'acqua corporea. In questo gioca un ruolo fondamentale il sodio, quello che siamo abituati ad impiegare a tavola come *sale da cucina* le cui molecole sono costituite da un atomo di sodio collegato ad uno di cloro per formare quello che tecnicamente si definisce *cloruro di sodio* (Fig. 20).

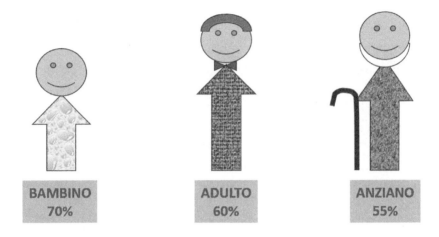

BAMBINO 70% ADULTO 60% ANZIANO 55%

Fig. 20 – Percentuale di acqua corporea totale nelle diverse età della vita.

Molto è stato scritto e viene tutt'oggi riportato sulle raccomandazioni ad un uso limitato di tale sostanza in tutta una serie di condizioni: malattie del cuore, del fegato, dei reni e per quanto riguarda la nostra chiacchierata in modo particolare nelle persone che soffrono di ipertensione arteriosa."

"Allora, se ho capito bene, questo significa che la quantità di sodio che per natura si trova negli alimenti è sufficiente per fare una vita sana…"

"Esatto. Pensa che l'Organizzazione Mondiale della Sanità (OMS) raccomanda un consumo giornaliero di sale da cucina inferiore ai 5 grammi che corrispondono a circa 2 grammi di sodio al giorno."

"Perché questa differenza prima 5 e poi 2 grammi?"

"Attento! Devi considerare come si era detto che parlando di sale da cucina intendiamo il cloruro di sodio e di conseguenza il suo peso è dato dalla somma di sodio più cloro. Tolto il cloro, restano pertanto solo 2 grammi di sodio."

"Adesso ho capito, gli altri 3 grammi sono il cloro."

"Parliamo di *sodio* come di un attore primario della condizione ipertensiva. Non dobbiamo però ritenere che esso sia da demonizzare. Senza sodio non si sta al mondo! Il problema sussiste nel caso la sua *gestione* non risponda ai criteri corretti della fisiologia, in pratica se l'organismo ha tendenza a trattenere il sodio assorbito e non eliminare quello in sovrabbondanza come avviene normalmente. Aumenta la quantità di sodio nel corpo e poiché tale elemento ha un grande potere di trattenere acqua, ovunque nell'organismo, come conseguenza la sua abbondanza si ripercuote in maniera importante sia a livello del volume circolante, sia a livello degli spazi fra una cellula e l'altra, quello che si definisce l'*interstizio*, ed anche all'interno delle singole cellule. Trattenere molta acqua in circolo, come è comprensibile, aumenta quello che in precedenza abbiamo definito *contenuto*. Inoltre, l'aumento nell'interstizio e all'interno delle cellule, pensiamo a quelle della muscolatura vasale, contribuisce a condizionare irrigidimento della parete e minori livelli di compliance con ridotta capacità di dilatazione della struttura vascolare (il *contenitore*). Risultato: una discrepanza fra *contenuto* e *contenitore* che dà origine ad aumento della pressione arteriosa!"

"Quello che dici mi fa ritenere che una persona normale se assume in un certo periodo più sodio dei famosi 2 grammi non è che vada a trattenere una quantità d'acqua in quanto quello che sia oltre al fabbisogno lo va ad eliminare. Deve essere un meccanismo di una raffinatezza superlativa. Infatti penso a quante situazioni si possono presentare in cui il nostro corpo deve mettere in funzione i sistemi di salvaguardia del patrimonio di sodio sia nel senso di trattenerlo quando scarseggia che di eliminarlo quando è in sovrabbondanza…"

"Hai proprio ragione Ernesto. La gestione del sodio nell'individuo è uno dei meccanismi più fini che si siano sviluppati nella evoluzione delle specie poiché la sopravvivenza di un essere vivente dipende dal mantenimento di una adeguata quantità di liquidi circolanti per poter portare nutrimento ed ossigeno a tutte le cellule, anche le più periferiche, dell'organismo. Per governare appunto tale equilibrio intervengono tutta una serie di azioni che investono la sua conservazione ed il suo mantenimento in maniera estremamente precisa. Avere un sistema dell'organismo molto efficace nel conservare il patrimonio di sodio consente all'individuo di sopravvivere in condizioni di difficile reperimento di acqua e cibo: retaggio della nostra evoluzione!

Pensiamo per semplicità che la quantità di sodio è in rapporto a quella dell'acqua. Dunque, nel caso di riduzione del volume circolante con ipotensione come in caso di disidratazione o di emorragie, in situazioni dunque nelle quali è necessario ricostituire la funzione circolatoria e sostenere i valori pressori, avremo l'intervento dell'*aldosterone*, un ormone prodotto da un paio di ghiandole posizionate come un cappuccio al di sopra dei reni e per questo definite soprarenali o più semplicemente *surrenali*, il quale agisce su propri recettori, i più noti a livello di particolari strutture, i *tubuli renali*, che fanno parte del *nefrone* il quale rappresenta l'unità funzionale del rene. Ne parleremo fra poco. A livello dei tubuli renali, l'aldosterone fa sì che venga ridotta l'eliminazione di sodio con l'urina. In tal modo consente che venga trattenuta l'acqua, sempre molto legata al sodio, e di conseguenza favorisce la salvaguardia del volume circolante. Questa è la sua azione principale."

"Bene! Per fortuna che disponiamo dell'aldosterone! Penso agli uomini delle carovane nel deserto, per non parlare di coloro che si vengono a trovare nell'impossibilità di rifornirsi di acqua ..."

"Sì hai ragione Ernesto, gli studi hanno dimostrato però che esso svolge anche un'azione a livello di altri organi ed apparati come il sistema nervoso, il cuore, il tessuto adiposo, a livello dei quali esprime attività non solo deputate allo scambio di ioni sodio ma anche volte ad avviare la sintesi proteica specialmente di quelle proteine che compongono l'interstizio: in pratica di quelle sostanze fibrose e rigide, non distensibili, che abitualmente fanno parte delle strutture di sostegno di organi ed apparati. A proposito, se ricordi, ne avevamo parlato a proposito della tonaca esterna delle arterie, ricordi, le *fibre collagene* dell'avventizia...

In condizioni normali queste azioni sono limitate ai bisogni fisiologici. Se l'ormone è eccessivo possono prevalere però gli aspetti meno favorevoli. Penso che sia facile comprendere che questo in alcune strutture, come il muscolo cardiaco, porta ad aumento della rigidità ed in genere, nella circolazione, alla modifica di elementi, e dell'endotelio in particolare, che possono innescare la produzione di quelle sostanze che determinano una condizione di infiammazione locale: in altre parole pone i presupposti perché con il concorso di vari fattori di rischio possa prendere il via la serie di eventi che in casi particolari sono precursori della trombosi."

"Pertanto benvenuto aldosterone ma quando si limita a svolgere il suo compito nel binario della normale fisiologia ovviamente." (Fig. 21)

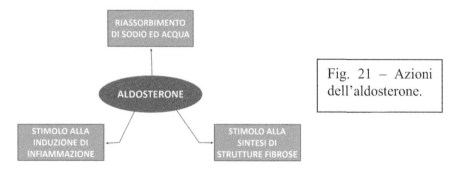

Fig. 21 – Azioni dell'aldosterone.

"Esatto. È comprensibile per questo motivo come siano da considerare con attenzione condizioni cliniche legate ad una difettosa gestione del sodio come gli iperaldosteronismi, oppure altre che vedono implicate alterazioni a carico degli ormoni che governano appunto il riassorbimento di tale sostanza. Si tratta di malattie la diagnosi delle quali richiede di solito un intervento specialistico. Molte hanno denominazioni molto tecniche che ti risparmio altre rappresentano casi sporadici di forme familiari di malattie endocrine che hanno nell'ipertensione arteriosa una delle loro tipiche manifestazioni cliniche come feocromocitoma, Morbo di Cushing, sindrome delle Neoplasie Endocrine Multiple, ..."

"Basta ti prego troppi nomi, troppi tecnicismi, non riesco a starti dietro. Restano due punti chiari. Primo: Troppo sodio fa espandere i liquidi dell'organismo. Secondo: Troppo aldosterone innesca problemi che sono legati tanto all'eccesso di sodio, con tutto quello che ciò comporta, quanto alle altre sue azioni che determinano anche problemi strutturali al nostro organismo."

"Proprio così. Una semplificazione non eccessiva e che in certi momenti fa bene.

Di natura completamente diversa è invece il caso dell'ereditarietà per situazioni che comportano difetti strutturali di particolari vasi come il caso della *displasia fibromuscolare dell'arteria renale*. Il vaso va in contro a riduzione di calibro e porta all'attivazione di tutta una serie di meccanismi che in ultimo determinano ipertensione arteriosa e di cui, se vorrai, ti racconterò quando parleremo di ipertensione e rene."

"Sono curioso perché mi sembra che il rene entri spesso in gioco nell'ipertensione ...Ti ricordi che da giovane avevo avuto una colica renale!? Me ne rammento ancora!"

"Ti credo! Sta certo che ne parleremo tra poco! Ora proseguendo nel discorso relativo alle condizioni di familiarità che possono giocare un ruolo nello sviluppo di ipertensione mi corre l'obbligo di dirti che anche l'ipertensione che talvolta accompagna la gravida può avere una condizione genetica di fondo ma di questo ti parlerò più avanti (capitolo 4). So che tua figlia Giulia aspetta un bambino ma sta tranquillo alcune indispensabili attenzioni di cui parleremo, faranno fare a lei e a tutti voi sonni tranquilli!

L'ipertensione arteriosa tende ad essere per molti aspetti una condizione cronica in quanto vede nel patrimonio genetico un suo elemento basilare, essenziale ed immodificabile. Analogamente, anche l'avanzare dell'età, proprio per le modificazioni che strutturalmente ad esso si accompagnano in ogni persona, rappresenta una variabile immodificabile."

"Ma senti un po' mi viene da chiederti adesso, anche i bambini possono essere ipertesi? E inoltre l'ipertensione è un problema che colpisce di più gli uomini o le donne?"

"Anche se non è comune, in effetti possono esservi forme di ipertensione che si mettono in evidenza già nei primi anni di vita. Si tratta abitualmente o di forme genetiche con alterazione di sintesi ormonale specialmente nell'ambito delle ghiandole surrenali oppure a causa di malformazioni vasali come, ad esempio, quelle a carico dell'aorta o delle arterie renali. Riguardo alla differenza tra i generi possiamo effettivamente tener presente che prima della menopausa la donna è in un certo senso protetta per l'azione degli estrogeni sul circolo, entrando in fase menopausale, questa si viene a perdere e la donna recupera le stesse percentuali di prevalenza per l'ipertensione dei maschi ed anche lo stesso peso dei diversi fattori di rischio." (Sex Differences in Hypertension: *American Journal of Hypertension* 2018)

"Aspetta, aspetta, adesso che mi viene in mente, subito non mi ero preoccupato appena il Medico mi aveva detto il valore di pressione che aveva misurato: 170 su 100 mmHg. Infatti, ricordavo benissimo che in casa i miei nonni sostenevano con serenità che la pressione si calcola come 100 più l'età! Io ho 68 anni per cui 170 mmHg mi era apparso un valore corretto ..."

"Ma bravo! Questo è un modo di dire molto datato ma ormai destituito di ogni fondamento ad eccezione del fatto che sì, è vero, al progredire dell'età vi è una tendenza a rilevare valori di pressione generalmente superiori rispetto ai vent'anni. Rende solamente conto della antica constatazione che con l'avanzare dell'età la pressione tende ad aumentare. Ma la spiegazione l'abbiamo presa in considerazione nei discorsi di poco fa: l'invecchiamento del sistema circolatorio che si accompagna a maggior rigidità delle tubazioni, ricordi? Vasi più rigidi, maggior velocità di scorrimento dell'onda di pressione, più rapida riflessione della stessa che va a sommarsi all'onda pressoria del battito successivo, che a sua volta sta progredendo, e determina un aumento del livello di pressione sistolica. È abbastanza comune, infatti, che nell'anziano si rilevi un incremento dei valori della pressione sistolica mentre la diastolica non si modifica."

"Mi fai sorgere a questo punto un'altra domanda. È più grave avere la pressione sistolica alta e la diastolica normale o addirittura bassa, o viceversa avere alta la diastolica, la minima?"

"Già, questa è una domanda che mi sento fare spesso. Un tempo si riteneva in effetti che i problemi dell'ipertensione fossero legati essenzialmente all'aumento dei valori della diastolica cioè la minima, in realtà con il progredire delle conoscenze si è potuto dimostrare che è altrettanto impegnativo avere un aumento anche, od esclusivo, della pressione sistolica, la massima. In effetti, se pensi a quanto abbiamo detto prima, la diastolica rende conto di un regime pressorio che si mantiene elevato tra un battito e l'altro e di solito si accompagna comunque ad un'elevazione della massima. La sistolica può in certe situazioni essere elevata pur a fronte di una diastolica normale o perfino bassa nel caso tipico in cui la parete delle arterie divenga rigida e si determini un aumento del polso pressorio a seguito della perdita di compliance. È il caso tipico dell'iperteso in età avanzata quando le arterie hanno perso elasticità a causa delle modificazioni indotte alla loro struttura dalla condizione senile. Anche questa è una situazione che sarà bene affrontare con attenzione perché, come ricorderai, contribuisce ad un danno vascolare ben definito."

"Ho capito! La minima per un verso, la massima per un altro, sono entrambe da affrontare con le pinze come si dice di solito…"

"Esattamente. Il Medico le deve considerare molto seriamente entrambe!" (*Hypertension and Aging*: Ageing Res Rev. 2016)

CHE COSA DOBBIAMO RICORDARE

1. Esiste una chiara ricorrenza nella stessa famiglia che poggia su basi genetiche ma comunque in ogni caso fortemente influenzata dalle abitudini quotidiane.
2. Importanza dell'*epigenomica* che studia le modificazioni all'espressione del patrimonio genetico date da stress, alimentazione, situazioni ambientali, fumo, consumo di sale.
3. Queste non modificano infatti i geni, non alterano la sequenza del DNA, ma vanno a modificarne l'espressione nell'organismo permettendo così l'emergere di aspetti che favoriscono la comparsa dell'ipertensione arteriosa.
4. L'Organizzazione Mondiale della Sanità (OMS) raccomanda un consumo complessivo giornaliero di sale da cucina (cloruro di sodio) inferiore ai 5 grammi.
5. Un soggetto di norma riesce ad eliminare il sodio introdotto in eccesso, ma un difetto di tale capacità porta a trattenerne e con esso l'acqua che l'accompagna facendo espandere il volume dei liquidi, sia nel circolo che nell'interstizio e fino all'interno delle cellule.
6. Vi sono malattie che hanno alla base un difetto genetico e pertanto un andamento familiare. Molte sono in relazione ad alterazioni della produzione degli ormoni che influenzano il bilancio del sodio, altre sono legate a difetti della funzione renale o della struttura vascolare. Il denominatore comune è la presenza nella famiglia di frequenti casi di ipertensione arteriosa.

Cap. 4 - IPERTENSIONE E GRAVIDANZA

"Giulia è alla prima gravidanza vero Ernesto?"

"Sì certo, ma sto già in ansia pensando a quanto mi verrai a raccontare adesso su questo problema: l'ipertensione e la donna gravida. Anche di questo si deve ora preoccupare, e ovviamente, con lei anche tutti noi ..."

"No Ernesto sta tranquillo. Basta eseguire alcuni controlli accurati per escludere problemi!

Ciò non di meno, bisogna tenere molto presente che il rilievo di valori pressori anche di poco elevati in una futura mamma non deve essere trascurato. Infatti, deve far sorgere immediatamente il sospetto che possa essere il primo riscontro di una condizione di *ipertensione gravidica* la quale, se trascurata, potrebbe evolvere verso forme cliniche severe come la *preeclampsia*: una sindrome che si caratterizza per la coesistenza nella gravida di ipertensione arteriosa e perdita di proteine con l'urina, e che può essere causa di rilevanti conseguenze tanto per la madre che per il feto.

La pressione arteriosa durante la gravidanza presenta un andamento caratteristico: tende di norma a ridursi gradualmente di circa 10-15 mmHg durante il primo ed il secondo trimestre per poi mostrare un progressivo analogo aumento fino a recuperare in pratica i valori abituali.

Potrebbe però capitare che una donna giunga alla gravidanza senza avere un ricordo preciso dei suoi valori pressori precedenti. In tal caso, si deve considerare che un incremento della pressione arteriosa nel terzo trimestre maggiore di 140/90 mmHg può essere legato o a preeclampsia oppure al ristabilirsi di una condizione di ipertensione arteriosa cronica, non nota in precedenza e *mascherata* dal calo pressorio fisiologico dei primi trimestri." (Diagnosis and Treatment of Hypertension in Pregnancy: *Mayo Clin Proc.* 2018)

"No, Giulia l'ha misurata ancora la pressione e ricordo che mi aveva riferito 115 su 75 mmHg. Per fortuna somiglia a mia moglie e non a me …"

"Bene dai è un ottimo punto di partenza! D'altro canto, non si deve pensare che la possibilità di rilevare valori pressori elevati in una gravida sia un'evenienza rara. Infatti, da ampi studi epidemiologici si è visto che l'ipertensione arteriosa è il più comune problema medico durante la gravidanza e si rileva nel 3-8% dei casi. Per di più, circa il 70% delle donne alle quali viene diagnosticata ipertensione durante la gravidanza andrà incontro ad una delle forme più o meno impegnative di ipertensione gestazionale."

"È dunque un problema molto rilevante nelle future mamme! Sarà da inquadrare con molta attenzione perché penso che nel caso ci fosse bisogno di una terapia si deve tener conto in maniera assoluta della presenza del bambino dato che tanti farmaci non credo vadano bene alle creature …"

"Non sbagli Ernesto! È proprio per questo che sono state definite 4 diverse forme in merito all'ipertensione delle future mamme.

In ragione delle diverse connotazioni cliniche sono state delineate appunto quattro diverse condizioni per l'ipertensione nella donna gravida: 1. L'*Ipertensione Cronica*; 2. La *Preeclampsia*; 3. La *Preeclampsia sovrapposta ad ipertensione cronica*; 4. L'*Ipertensione Gestazionale*.

Nel primo caso con **_Ipertensione cronica_** ci si riferisce ad una donna con valori di pressione arteriosa maggiori del classico valore spartiacque di 140/90 mmHg ancor prima della gravidanza o per lo meno prima della 20ª settimana: in pratica è semplicemente una donna ipertesa che è andata incontro ad una gravidanza.

Se l'aumento pressorio si rileva successivamente alla 20ª settimana si deve sottoporre la quasi-mamma ad accertamenti che consentano di escludere la ***preeclampsia***. Tra l'altro non si deve dimenticare che la sua incidenza è andata aumentando di pari passo all'incremento sempre maggiore nella popolazione dei suoi fattori predisponenti che oltre all'ipertensione arteriosa cronica, sono il diabete, l'obesità e la sindrome metabolica. [nota] Talora l'ipertensione si riscontra dopo la 20ª settimana senza però che si associ proteinuria e i valori si normalizzano dopo il parto (***ipertensione gravidica***).

La Preeclampsia che rappresenta la causa principale di mortalità e morbilità materna e perinatale, si presenta con l'esordio, abitualmente combinato, di ipertensione e perdita di proteine con l'urina. Può avere esordio precoce od invece più tardivo nelle ultime settimane di gravidanza. La *forma precoce* è associata di norma, come vedremo, ad un difetto di funzione placentare. Nella *forma tardiva* invece, oltre a questo, giocano un ruolo preponderante una sproporzionata risposta infiammatoria sistemica nell'organismo materno indotta da un importante danno endoteliale che a sua volta andrà incontro ad un circolo vizioso che perpetuerà ed aggraverà ulteriormente la sofferenza dell'endotelio. Ti ricordi quando avevamo parlato poco fa della sofferenza dell'endotelio e del fatto che questa situazione induce le cellule endoteliali ad esprimere tutta una serie di sostanze che attivano le reazioni dell'infiammazione?"

"Adesso che mi ci fai pensare è proprio così. Me ne avevi parlato facendo riferimento al danno endoteliale derivante dall'ipertensione, ma anche da situazioni diverse come l'ipercolesterolemia e malattie infettive, reumatologiche, stati tossici in genere mi pare…"

"Proprio così! Nella genesi della preeclampsia tendeva ad essere valorizzato, anche per motivi di semplificazione, quello che era definito *modello a due stadi*. Il primo stadio è condizione necessaria ma non sufficiente perché si giunga allo sviluppo completo della sindrome. Il secondo ne rappresenta l'evoluzione, e si concretizza nel quadro clinico a più sfaccettature che coinvolge l'organismo materno nel suo complesso. Per l'evoluzione al secondo stadio è necessario concorrano più fattori dato che si sviluppa in alcune ma non in tutte le donne che siano andate incontro alla prima fase.

Alla base dello sviluppo dello Stadio 1 troviamo quello che viene definito un *difetto di placentazione*, ovvero una condizione che è determinata dal fatto che la placenta va incontro ad uno sviluppo non regolare. Questo determina insufficiente irrorazione di utero e placenta e dunque un inadeguato apporto di nutrimento ed ossigeno a quelle stesse strutture. Ne deriva quella che si definisce *sofferenza ischemica con discrepanza tra la possibilità di apportare ossigeno ed i fabbisogni del complesso utero-placenta-feto.* Le cause di un tale anomalo comportamento sono state ricercate estesamente ed è stata attribuita responsabilità a vari fattori che entrano in gioco nel normale sviluppo della struttura placentare.

Il *controllo immunologico dell'impianto e dello sviluppo placentare* rappresenta uno degli aspetti critici perché si sviluppi un difetto di placentazione. Questo è il primo momento in cui entra in gioco il rapporto fra mamma e prodotto del concepimento. Se facciamo mente locale, il feto possiede un patrimonio genetico metà di derivazione materna e metà di derivazione paterna. Questo comporta che l'organismo della mamma si troverà per nove mesi a doversi confrontare con un esserino che possiede quelli che si chiamano *antigeni di istocompatibilità* - se ne parla tanto per i trapianti, rammenti? - per metà di origine paterna e quindi non compatibili perché diversi dai suoi. È una realtà a cui raramente si pone attenzione."

"È vero Paolo, sai che non ci avevo mai pensato?! Praticamente è come quello che caratterizza i globuli rossi. È noto a tutti il problema del gruppo sanguigno, AB0 e Rh positivo o Rh negativo, quanto se ne era parlato a suo tempo con amici e conoscenti… ma credo che a nessuno fosse venuto a mente che quei caratteri, che ora mi hai insegnato si chiamano *antigeni di istocompatibilità,* non erano localizzati ovviamente solo a livello dei globuli rossi del sangue. In realtà con altri nomi e di altri tipi caratterizzano tutte le cellule della creatura…"

"Ti credo, e non sarai certamente il solo! Ma pensa piuttosto a quale sarà il motivo per il quale di norma non si hanno problemi."

"Mi hai tolto la domanda di bocca! Se c'è questa difformità in ogni bambino, perché la mamma non reagisce contro il feto?"

"Perché le modificazioni a cui va incontro l'organismo della mamma durante la gravidanza fanno sì che il suo sistema immunitario diventi *tollerante* nei confronti degli antigeni di istocompatibilità posseduti dal feto ma di derivazione paterna. In pratica impara a trascurarli.

In situazioni particolari però questa tolleranza non è assoluta, non è completamente efficace, e può succedere che il sistema immunitario materno si attivi nei confronti del prodotto del concepimento con la partecipazione di elementi cellulari che portano alla liberazione di sostanze ad azione favorente

---

Nota - La sindrome metabolica: è un'entità clinica costituita dall'associazione di aumento dei valori pressori, dei livelli di trigliceridi nel sangue e riduzione del cosiddetto colesterolo buono (l'HDL-colesterolo), sovrappeso, e alterata glicemia a digiuno. Abitualmente nelle persone che ne sono affette si associa ad altri elementi come iperinsulinismo, alterata funzione endoteliale, aumento della circonferenza addominale, obesità centrale ovvero localizzata prevalentemente al tronco-addome, aumento dell'uricemia, steatosi epatica. È stata dimostrata rappresentare un importante fattore di rischio cardiovascolare. (The Global Epidemic of the Metabolic Syndrome: *Current Hypertension Reports,* 2018)

l'infiammazione (*citochine*) come se dovessero *reagire ad un corpo estraneo*.

Secondo alcuni studi sembrerebbe che vi sia una particolare predisposizione nel caso che dal papà vengano ereditati particolari tipi di antigeni di istocompatibilità. Una condizione che in pratica contribuisce a rendere meno tollerabile per la mamma il carico antigenico di derivazione paterna espresso dal feto.

Come risultato di queste situazioni la placenta si sviluppa in maniera non ottimale, sarà mal funzionante, con diminuita capacità di sostenere il circolo utero-placentare e lo sviluppo di una condizione di discrepanza come abbiamo detto prima che determina *una scarsa capacità di apportare il normale fabbisogno di ossigeno da parte della placenta*, e di conseguenza causa una sofferenza cellulare in particolare degli strati endoteliali, ma anche il danneggiamento di strutture cellulari e la liberazione in circolo di tali prodotti di degradazione. Ne deriverà l'instaurarsi di uno *stato infiammatorio*.

Questa serie di eventi di solito si compie entro la 20ª settimana. I mediatori dell'infiammazione di cui anche prima abbiamo fatto cenno – citochine, radicali liberi dell'ossigeno e altri ancora, ricordi quando abbiamo parlato dell'endotelio... – possono essere immessi nella circolazione generale e porre le basi per la disfunzione generalizzata dell'endotelio materno che a sua volta si esprimerà da un lato con la liberazione di endotelina, radicali liberi dell'ossigeno, e favorirà una aumentata sensibilità all'angiotensina II, dall'altro con la diminuita produzione di fattori vasodilatanti come Ossido Nitrico e Prostaciclina. Te ne ricordi, vero?"

"Sì Paolo, siamo sempre difronte ad una di quelle condizioni nelle quali l'endotelio, danneggiato, esprime non più i suoi tipici fattori che mantengono la pervietà del vaso, ma invece va a produrre tutta la serie di sostanze che facilitano l'aggregazione piastrinica, la vasocostrizione, la trombosi ed in ultima analisi diventa una fonte di prodotti dell'infiammazione. Giusto? Ma da questa fase a quello che avevi definito stadio 2 non mi pare che manchi molto..."

"Proprio così Ernesto! Il passaggio allo *Stadio 2* coincide con la comparsa di segni e sintomi di coinvolgimento dell'organismo materno e talora fetale: la malattia assume pertanto caratteri di *sindrome multisistemica*."

"In pratica tutto l'organismo della mamma e del figlioletto ne vengono a soffrire?"

"È una situazione molto impegnativa! La chiave di lettura di tale evoluzione clinica, che può giungere ad avere effetti molto gravi, la possiamo trovare nel livello di danno endoteliale che viene indotto dalla sofferenza placentare di cui prima abbiamo parlato e dà luogo ad una precisa catena di eventi: **1. Ridotto flusso uterino, che condiziona a sua volta → 2. Ridotta perfusione e sofferenza placentare da ridotto apporto di ossigeno, con → 3. Rilascio in circolo di sostanze derivanti da degradazione di cellule placentari che determinano → 4. Danno endoteliale materno e 5. Sofferenza fetale con ridotto sviluppo.**

Negli ultimi anni si sono andati caratterizzando sempre più i meccanismi alla base della sindrome e, si è trovato importante valorizzare un *terreno costituzionale materno* più o meno favorevole allo svilupparsi della malattia. In pratica se la mamma è portatrice di una o più di quelle condizioni che abitualmente sono note per essere connesse con la preesistenza o il mantenimento di uno stato infiammatorio, e come ormai ricorderai abbiamo citato spesso, promotrici di sofferenza endoteliale.

Pertanto, ogni situazione clinica che si sovrapponga, o coesista, accompagnandosi ad una condizione di infiammazione può predisporre alla preeclampsia. Sono segnalate in particolare le malattie reumatologiche e le infezioni materne. Per esempio sono state considerate in tal senso infezioni urinarie, dentali, da Clamidia o da Citomegalovirus. Anche lo stato infiammatorio subclinico che si è visto essere di accompagnamento alla sindrome metabolica e all'obesità può svolgere un ruolo in tal senso. Ovviamente una coesistente ipertensione arteriosa è pure implicata ampiamente in tale contesto."

"Adesso capisco perché il Medico di Giulia le aveva fatto fare tutta una serie di esami quando gli aveva comunicato il suo nuovo stato…

Ma se la placenta è un organo essenziale per portare in grembo il piccolino, che cosa mai andrà a produrre di così dannoso?"

"I *fattori rilasciati dalla placenta,* come prima ti ho accennato, derivano dal danno legato alla sua sofferenza per la scarsa ossigenazione: sono cellule che muoiono e vanno incontro a disgregazione. Vengono così liberati frammenti e sostanze che, una volta giunti in circolo, si comportano da *tossici* per l'endotelio materno e causano un danno mediante uno, o più d'uno, di questi meccanismi:

1. Diretta tossicità sulle cellule endoteliali che determina diminuita produzione di sostanze vasodilatatrici (Prostaciclina, Ossido nitrico)

2. Stimolo allo stress ossidativo materno indotto da *radicali liberi dell'ossigeno* (v. Cap. 2) che causa inattivazione dell'Ossido Nitrico endoteliale

3. Stimolo alla produzione di citokine, prodotti cellulari che promuovono e perpetuano la risposta infiammatoria."

"Mi hai parlato fino ad ora di antigeni paterni e patrimonio antigenico del feto. Ma in tutto questo ha un ruolo anche il quadro genetico materno?"

94

"Sono stati selezionati diversi geni che hanno dimostrato una significativa prevalenza in associazione con preeclampsia. In quest'ottica, considerando che molte forme di aumento dei grassi del sangue, le iperlipemie, hanno un substrato genetico, è interessante considerare anche che la preeclampsia presenta alterazioni metaboliche simili a quelle note per accompagnare l'evoluzione dell'aterosclerosi ad esempio ipertrigliceridemia, ridotto HDL colesterolo – il cosiddetto colesterolo buono.

Senza dimenticare che una notevole mole di dati supporta *l'associazione fra preeclampsia e maggior rischio di patologia vascolare nelle età successive*. Sono riportate come maggiormente prevalenti nelle donne che abbiano sofferto di preeclampsia: ipertensione arteriosa, patologia coronarica, cerebrovascolare o renale. Questo fatto deve essere tenuto molto in considerazione per indirizzare verso stili di vita più adeguati le donne che abbiano un aumentato rischio. Pertanto raccomandare: dieta, attività fisica, calo di peso, abolizione del fumo di tabacco, ..."

"Per fortuna mia figlia non ha abitudini dietetiche errate e anche adesso che è gravida so che esegue con regolarità una adeguata attività fisica! Resta solo il fatto che suo padre adesso è iperteso ..."

"Su dai Ernesto, mi hai detto che la pressione che le ha misurato il suo Medico è ottima. Pertanto sta tranquillo.

Ti sei chiesto piuttosto se abbiamo a disposizione *indicatori precoci di preeclampsia*, come la glicemia per il diabete ad esempio? In effetti molti sono i fattori circolanti che hanno attirato l'attenzione quali possibili markers di malattia per la preeclampsia. Ti cito solo i principali che devi permettimi di riportarti con i nomi anglosassoni con i quali sono conosciuti: *Placental Protein 13 (PP-13), Pregnancy-Associated Plasma Protein A (PAPP-A), Placental*

Growth factor (PlGF) e Vascular Endothelial Growth factor (VEGF), Endoglin Soluble (sEng).

Un altro in particolare, *FLT-1 solubile (sFLT-1)*, inizia ad aumentare circa 5 settimane prima che si sviluppi la preeclampsia e si mantiene elevato in tali Pazienti a confronto di donne con gravidanze normali. Correla direttamente con la gravità della malattia ed inversamente con il momento di esordio di proteinuria e ipertensione. Fa ben sperare per il suo impiego routinario da solo oppure valutando il suo rapporto nei confronti di *Placental Growth factor (PlGF).*"

"Nomi impronunciabili per il sottoscritto…"

"La presentazione clinica è strettamente legata al fatto che il feto e la placenta sono particolarmente suscettibili all'abnorme stato infiammatorio e al danno endoteliale. Qualora la situazione evolvesse con coinvolgimento anche dell'organismo materno la clinica sarebbe caratterizzata dalle manifestazioni legate all'impegno dei diversi organi ed apparati: cervello, fegato, reni, apparato vascolare, cuore, sistemi coagulativi, … più organi sono colpiti, maggiori le complicanze materne e perinatali. Nel sospetto clinico è necessario porre particolare attenzione per non sottovalutare segni e sintomi in quanto possono essere molto aspecifici specialmente in un contesto come la gravidanza. Per esempio: nausea e vomito, edemi alle caviglie, …. per quanto riguarda questi ultimi in particolare, mentre il comune edema fisiologico della gravidanza si risolve dopo una notte di riposo a letto, ciò non avviene nella preeclampsia."

"Te lo confermo, ricordo sia mia moglie all'epoca delle gravidanze che mia figlia adesso. Le gambe un po' sollevate ed il problema si risolve dopo un periodo di riposo!"

"Proprio così. Il danno della preeclampsia è molteplice. A livello dei **reni** si ha una diminuzione della perfusione, la quale determina a sua volta un calo della filtrazione glomerulare, e inoltre un danno che consente la perdita di proteine con le urine. Nel **sistema nervoso centrale**: cefalea e riflessi accentuati sono causati dalla sofferenza cerebrale. I frequenti disturbi visivi sono legati a vasospasmo dei vasi retinici. Il danno endoteliale a livello dell'encefalo può giungere ad essere talmente severo da portare addirittura a convulsioni ed emorragia cerebrale. La severità del carico ipertensivo determina **sofferenza miocardica** che può portare a un vero e proprio quadro di scompenso di cuore. Nel **fegato** la sofferenza spesso si traduce in dolenzia sottocostale a destra ma non di rado in dolori e vomito che possono simulare un mal di stomaco oppure far pensare a problemi biliari. La sofferenza endoteliale generalizzata poi può determinare l'innesco di un **quadro di danno del microcircolo** con la perdita dell'equilibrio tra le diverse fasi della coagulazione e l'avvio di una serie di reazioni che conducono ad aggregazione piastrinica e fatti trombotici, ricordi quando se ne era parlato? Una scrupolosa attenzione è da prestare a queste Pazienti per il fatto che la preeclampsia può avere un'evoluzione addirittura fulminante o, per contro, manifestarsi con forme particolari che richiedono un particolare impegno diagnostico.

Una di queste è la Sindrome HELLP (acronimo anglosassone per *Hemolysis, Elevated Liver enzymes, Low Platelets*) che si caratterizza per: *frammentazione emolitica dei globuli rossi* – sai che cosa sono vero Ernesto i globuli rossi? -, *sofferenza epatica, consumo piastrinico*. In oltre la metà dei casi l'inizio è assai subdolo: la donna lamenta dolore epigastrico o in regione epatica, ricordi quando prima si era parlato della sofferenza del fegato? Possono poi comparire anche cefalea, disturbi visivi, nausea o vomito. Gli studi clinici hanno riscontrato che la sindrome HELLP complica il 10 – 20% dei casi di gravi forme di preeclampsia, e origina per lo più in fase pretermine. Non è raro, peraltro, che si presenti addirittura dopo che la donna ha partorito. Ma attenzione perché in alcuni casi è alla base di gravi complicazioni: *rottura della placenta, insufficienza renale acuta, grave scompenso cardiaco, ematoma epatico,* fino addirittura ad una condizione in cui il sovvertimento del normale controllo endoteliale sulle reazioni coagulative determina una situazione catastrofica che viene chiamata *coagulazione intravascolare disseminata.* Un nome che penso si spieghi da solo. Giusto?"

"Sì, sì! Ma sono veramente sconcertato a sentire quello che mi stai raccontando …"

"Una complicazione particolare infine è quella che viene definita *eclampsia* un nome che fa pensare di essere giunti di fronte ad una specie di capolinea per la preeclampsia, se mi permetti il paragone. In che cosa consiste? Consiste nella comparsa in una gravida, o in una donna subito dopo il parto, di crisi di tipo epilettico che non trovano spiegazione in cause precise. È difficile da prevedere, ma in quasi la totalità dei casi si hanno segni o sintomi premonitori nella settimana che precede la prima crisi. I più comuni sono: cefalea, disturbi visivi, dolori addominali, aggravamento dell'ipertensione, proteinuria."

"Ma questa condizione che abbiamo imparato a chiamare preeclampsia può avere effetti negativi anche sul feto?"

"Certamente! Si possono avere difetti di crescita, un feto piccolo in rapporto all'età gestazionale, problema tanto più frequente quanto più l'esordio della preeclampsia è precoce. Inoltre può causare un aumento di mortalità perinatale, condizioni entrambe che sono in rapporto sia alla durata che alla gravità della condizione clinica."

"Ma in conclusione, penso a Giulia mia figlia, in particolare il suo attuale stato di gravidanza. Il Medico che cosa dovrebbe tenere ben presente?"

"Hai posto correttamente il problema! Pensiamo prima a Giulia come una **donna in età fertile**. Il Medico dovrebbe porre attenzione ad eseguire un semplice e rapido processo di inquadramento nei suoi confronti scorrendo i vari elementi che concorrono a determinare il suo *livello di rischio per preeclampsia nel caso desideri una gravidanza*. In pratica cercare di avere in anticipo un quadro preciso della situazione per eventuali problemi che potrebbero insorgere in seguito: *1. ha già avuto episodi di preeclampsia in precedenti gravidanze oppure ha familiarità per preeclampsia? 2. sono trascorsi più di dieci anni dall'ultima gravidanza? 3. ha avuto molte gravidanze o gravidanze plurigemellari? 4. ha più di 40 anni? 5. è obesa? 6. soffre di ipertensione, è diabetica o ha malattie renali? 7. è affetta da condizioni che facilitino la formazione di trombosi, oppure lo sono suoi familiari?*"

"D'accordo mi pare corretto, si cerca di mettere in luce tutte quelle condizioni che mi hai raccontato essere possibili fattori favorenti per l'ipertensione gravidica! Però se di fronte si trovasse invece Giulia **già in attesa di un bimbo?**"

"Esatto, in quel caso dovrebbe affrontare il problema ponendosi nella condizione di individuare al primo insorgere elementi di sospetto. Nella quasi mamma, ed in particolare dopo la 20ª settimana di gestazione, dovrebbe porre attenzione all'identificazione di precisi segni o sintomi: 1. Per prima cosa controllarle la pressione arteriosa per individuare il più presto possibile *Ipertensione di nuovo esordio; 2.* Dovrebbe farle eseguire con regolarità esami dell'urina per scoprire l'eventuale *Comparsa di proteinuria. 3.* Poi esercitare un'attenzione clinica particolare chiedendole se abbia iniziato a lamentare *Cefalea, disturbi visivi; Dolori addominali alla bocca dello stomaco o nell'area del fegato, vomito;* o infine se abbia notato *una riduzione dei movimenti fetali.*

Se anche uno solo di questi elementi si rilevasse presente, non dovrebbe esitare un attimo per inviarla subito al suo Ginecologo di fiducia." (Hypertension in pregnancy: *Clinical Cardiology.* 2018).

CHE COSA DOBBIAMO RICORDARE

1. Il rilievo di valori pressori anche di poco elevati in una futura mamma non deve mai essere trascurato.

2. La pressione arteriosa durante la gravidanza tende a ridursi gradualmente di circa 10-15 mmHg durante il primo ed il secondo trimestre e poi a manifestare un progressivo aumento fino a recuperare i valori abituali.

3. L'ipertensione arteriosa è il più comune problema medico durante la gravidanza e si rileva nel 3-8% dei casi. Circa il 70% delle donne alle quali viene diagnosticata ipertensione durante la gravidanza andrà incontro ad una delle forme più o meno impegnative di ipertensione gestazionale.

4. *La Preeclampsia* che rappresenta la causa principale di mortalità e morbilità materna e perinatale, si presenta con l'esordio, abitualmente combinato, di ipertensione e perdita di proteine con l'urina.

5. Alla base troviamo quello che viene definito un *difetto di placentazione*, ovvero la placenta che va incontro ad uno sviluppo non regolare e conseguente insufficiente irrorazione di utero e placenta. Ne deriva una *discrepanza tra la possibilità di apportare ossigeno ed i fabbisogni del complesso utero-placenta-feto.*

6. Il *controllo immunologico dell'impianto e dello sviluppo placentare* rappresenta uno degli aspetti critici perché si sviluppi un difetto di placentazione. Questo è il primo momento in cui entra in gioco il rapporto fra mamma e prodotto del concepimento.

7. Le modificazioni a cui va incontro l'organismo materno durante la gravidanza fanno sì che il suo sistema immunitario diventi *tollerante* nei confronti degli antigeni di

istocompatibilità posseduti dal feto ma di derivazione paterna.

8. Talora però questa tolleranza non è efficace, e può succedere che il sistema immunitario materno si attivi nei confronti del prodotto del concepimento con liberazione di sostanze ad azione favorente l'infiammazione.

9. Si realizza un danno endoteliale che inizialmente locale può estendersi e coinvolgere l'intero organismo materno giungendo alle forme più gravi con impegno dei vari organi.

Cap. 5 - IPERTENSIONE E CERVELLO

"Dai Ernesto, andiamo avanti con la nostra chiacchierata. Cominciamo a parlare di ipertensione e delle ripercussioni che essa ha sugli organi del nostro corpo."

"D'accordo. Cominciamo dal superiore, il comandante in capo: dai, voglio dire il cervello!"

"Sì, è un approccio molto corretto! Anche il sistema nervoso centrale, quello al quale abitualmente ci si riferisce come *cervello*, non si sottrae alla regola generale del danno indotto dall'ipertensione arteriosa: un danno legato alla sofferenza dei grossi tronchi arteriosi che portano il sangue alle strutture cerebrali ed inoltre un danno che dipende dalla sofferenza dei piccoli vasi sottili che vengono compresi in quello che, date le loro dimensioni, si definisce *microcircolo*.

Il primo caso si lega in maniera esemplare a molti degli elementi che abbiamo fino ad ora analizzato: la sofferenza degli strati endoteliali, l'evoluzione del danno di parete con la formazione e l'evoluzione di quelle incrostazioni che si depositano alla parete dell'arteria e che rappresentano quelle che si definiscono *placche ateromasiche*, e poi l'eventuale drammatico sovrapporsi di trombosi con occlusione del lume vasale e l'impossibilità di portare ossigeno e nutrienti nel distretto cerebrale a valle: il grave quadro clinico che avrai senz'altro sentito nominare spesso come *ictus* e corrisponde di solito a quanto in genere viene riferito come *paralisi* oppure in maniera molto drastica quando si sente dire che il tale ha *fatto un colpo*, il classico *colpo apoplettico*, ricordi quando ti avevo accennato alla storia degli imperatori romani?."

"Certo, hai ragione. Ne abbiamo sentito parlare in famiglia perché di tale problema ha sofferto Franco, un mio vicino di casa. Stava sempre bene, o per lo meno questo era quello che ritenevano lui ed i suoi familiari. All'improvviso un mattino appena alzato non riusciva più ad articolare le parole e gli era venuta a mancare la forza al braccio e alla gamba. Un dramma. Hai spiegato che è un problema dovuto alla placca, l'endotelio che non funziona, l'occlusione di un'arteria...ma, con precisione, che cos'è che si verifica? Ti prego spiegati però in maniera che io ti possa capire..."

"Per poter capire quanto discuteremo più avanti sarà bene però che ti descriva brevemente come è strutturata la circolazione cerebrale che è del tutto peculiare in ragione della sua organizzazione anatomica. In pratica quattro grossi tronchi arteriosi sono gli afferenti che la costituiscono: due *carotidi interne*, destra e sinistra, e due *vertebrali*, destra e sinistra.

Questi quattro vasi, entrati nella scatola cranica, danno origine alle principali arterie di irrorazione encefalica ma non appena superata la barriera ossea, per prima cosa, da esse si vanno a formare vasi collaterali che le pongono in relazione l'una con l'altra costituendo quello che viene chiamato *poligono di Willis*: in pratica un distretto circolatorio a forma grossolanamente esagonale, posizionato alla base del cervello che consente di garantire di norma il mantenimento di un equilibrio irrorativo all'intera struttura.

Anteriormente le due carotidi danno origine alle *cerebrali anteriori*, collegate fra loro da un tronco vasale definito *comunicante anteriore*, e dopo aver contribuito con il loro percorso alla formazione del poligono di Willis si concludono nelle arterie *cerebrali medie*.

Le vertebrali si uniscono prima dell'ingresso nella scatola cranica a formare *l'arteria basilare*. Una volta che questa ha raggiunto la base del cervello si divide ed origina da un lato e dall'altro arterie che vanno a porsi in comunicazione con la zona anteriore originata dalle carotidi, appunto le arterie *comunicanti posteriori*, e termina nelle arterie *cerebrali posteriori*."(Fig. 22)

104

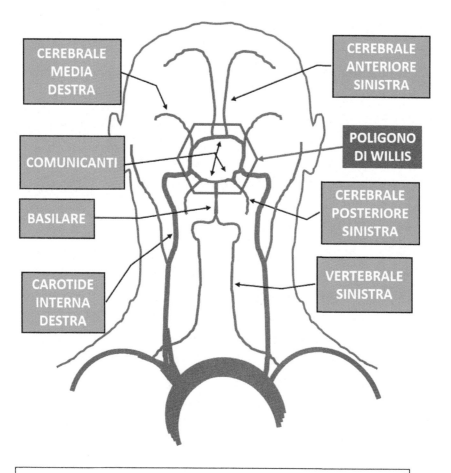

Fig. 22 – Rappresentazione schematica del poligono di Willis.

"Molto particolare in effetti, direi singolare."

"Certamente. Dunque, pensa alla circolazione che porta il sangue al cervello. Le arterie, dopo che sono originate dal poligono di Willis, vengono poi disposte ad irrorare precisi ambiti senza particolari rapporti fra un vaso e quello vicino. In pratica ogni zona più periferica è irrorata da un particolare ramo arterioso e se questo viene meno perché si occlude l'area di sua pertinenza va in sofferenza per mancanza di nutrimento e di apporto di ossigeno. Devi considerare che nel cervello sono presenti precise aree che corrispondono ciascuna ad una definita zona del nostro corpo, aree che governano la capacità di eseguire movimenti da parte di determinati gruppi muscolari o ancora altre deputate a percepire da precisi ambiti le sensazioni rilevate dai diversi recettori di sensibilità che vi siano presenti: tattili, dolorifici, termici, ... altre aree ancora sono la sede di elaborazione degli stimoli derivanti dagli organi di senso come vista, udito, olfatto, ... Esistono poi altre diverse zone del cervello che presiedono alle cosiddette attività associative e sovrintendono alle funzioni superiori della nostra persona, andando ad integrare i messaggi ricevuti dalla periferia e da altre zone del cervello. Pensa se una qualunque di quelle aree di cui abbiamo parlato venisse ad essere danneggiata per uno degli eventi di occlusione o trombosi arteriosa che oramai hai imparato a conoscere bene! A seconda della zona coinvolta si potranno avere sofferenza e danno a funzioni relative al movimento oppure alla sensibilità o ancora nel caso di danno alle strutture associative un deterioramento delle funzioni superiori." (White matter microstructure in pre-hypertension and hypertension: *PLOS ONE*, 2017)

"Dunque, in un certo senso, tutto il nostro organismo e le sue diverse funzioni sono rappresentati a livello del cervello e di conseguenza un danno in una precisa sede si ripercuote sulle attività che da quella zona dipendono."

"Esattamente. Un'altra condizione che può determinare grave danno al cervello nell'iperteso è legata all'azione ciclicamente ripetuta del polso pressorio sulle strutture vasali gravate da sofferenza dello strato intimale, degenerazione della tonaca media, avevi detto che in pratica si tratta micro-infarti della tonaca media ricordi? Questa situazione appare ancor più importante specialmente nelle zone di maggior stress emodinamico come le biforcazioni, ed espone al rischio di rottura della parete vasale con emorragia: sangue che va ad invadere le strutture adiacenti determinandone una grave sofferenza meccanica da compressione oltre che causarne la compromissione funzionale per la scarsità di perfusione locale e nelle strutture circostanti.

Come è comprensibile uno stesso fenomeno presenta differenti espressioni a seconda del contesto nel quale si verifica. È proprio il nostro caso! Infatti la circolazione cerebrale abbiamo visto essere peculiare ed inoltre dobbiamo tenere presente che essa è dotata di una fine autoregolazione governata da meccanismi intrinseci al vaso legati ai rapporti endotelio-cellule muscolari della media, come pure dall'azione delle fibre nervose che dagli strati esterni del vaso si approfondano fino a prender contatto con le cellule muscolari per regolarne lo stato di contrazione o viceversa di rilassamento. Le fibre nervose di cui abbiamo parlato fanno parte di un fine sistema di regolazione neurovascolare che risponde agli stimoli dei barocettori – ricordi? - veri e propri dispositivi di rilevazione dei livelli di pressione."

"Già. Mi pare che in un certo senso siano paragonabili a veri e propri manometri ..."

"Bravissimo Ernesto, proprio così. Sono come manometri che servono per tenere controllati i livelli di pressione arteriosa. Nel cervello la situazione è particolare in quanto l'importanza dell'organo è tale da prevedere che venga salvaguardata l'entità del flusso di sangue perché si mantenga praticamente costante anche entro ampi ambiti di variazione della pressione arteriosa nel nostro corpo. Il comportamento della risposta barocettoriale che consente il controllo del circolo fa sì che al calare della pressione sistemica si abbia dilatazione delle arteriole nella circolazione cerebrale al fine di mantenere una adeguata portata ematica: se cala la pressione arteriosa, infatti, per mantenere una portata congrua con i bisogni del cervello si dovranno ridurre ancor più le resistenze vascolari nelle piccole arterie per mantenere un flusso adeguato! Viceversa, se aumenta la pressione arteriosa sistemica le stesse piccole arterie si contraggono al fine di aumentare le resistenze e creare in pratica una barriera e in tal modo mantenere sostanzialmente invariato il regime di flusso ematico al cervello.

Se torniamo all'esempio del tubo dell'acqua in giardino, nel primo caso se si riduce la pressione dall'acquedotto possiamo svitare al massimo il rubinetto dove il tubo è inserito. Nel caso opposto con la pressione dell'acquedotto che si eleva troppo, si può invece stringere maggiormente la valvola del rubinetto. Entrambe le manovre, la prima in un senso e la seconda nell'altro, servono per mantenere la pressione alla pistola di irrigazione sostanzialmente invariata. Questo del circolo cerebrale è uno splendido esempio di autoregolazione. Però i sistemi di regolazione del flusso nel cervello operano entro una definita variazione dei valori di pressione per quanto ampia: infatti sono in grado di svolgere il loro compito nell'ambito di un'escursione di valori di pressione arteriosa media compreso fra 50 e 160 mmHg."

"Paolo, che cos'è questa novità? La pressione arteriosa media? Non ricordo che se ne sia parlato fino adesso!"

"Hai ragione Ernesto. È una grandezza molto utile per considerare il livello dei regimi pressori e poi ha una sua rilevanza specifica di cui parleremo più avanti. Per *Pressione Arteriosa Media* si intende il valore di pressione che rappresenta la media pressoria all'interno del lume dei tubi arteriosi in costanza di attività cardiaca rappresentata appunto dal continuo susseguirsi di sistole e diastole, il cosiddetto *ciclo cardiaco*. In maniera empirica se ne può ricavare il valore con una semplice operazione: esso è infatti rappresentato dalla somma di pressione arteriosa diastolica più un terzo della pressione arteriosa differenziale ovvero della differenza fra pressione sistolica e diastolica. In pratica in un soggetto con pressione arteriosa 140/80 mmHg la pressione arteriosa media, seguimi, sarà uguale a: 80 + (140-80):3 ovvero 80 + 60:3 = 80 + 20 = 100 mmHg."

"Adesso ho capito, grazie!"

"La capacità di autoregolazione è dovuta principalmente alla attività di dilatazione oppure contrazione delle arteriole cerebrali subito a monte delle strutture neuronali e determinata, come abbiamo visto, dalla azione locale nel rapporto endotelio/cellule muscolari oltre che dalle fibre nervose deputate appunto al controllo del tono vasale.

Abbiamo visto che la sofferenza della struttura vasale causata dall'ipertensione si esprime in primo luogo con la sofferenza degli strati più interni, la tonaca intima. Pensa che oggi è comune eseguire un esame per verificare lo stato della circolazione che porta il sangue al cervello: l'ecodoppler ai vasi del collo come viene definito in termini tecnici."

"Sì ne ho sentito parlare perché ho molti conoscenti che lo hanno eseguito!"

"In effetti è molto utile per definire eventuali danni vascolari, ma ritornando al nostro discorso pensa che è molto utile per individuare i primi segni del sovraccarico alle arterie! Uno dei dati che vengono infatti rilevati dal Medico che esegue l'esame è lo stato dello strato più interno valutato mediante la misura dello spessore medio-intimale, quello che nella risposta vedremo espresso con la sigla IMT (acronimo anglosassone per *Intima-Media Thickness*) (Fig. 23). Si considera normale fino a 0,6 mm di spessore e limite fino a 0,9 mm. Oltre rappresenta franco ispessimento ed è un segno di danno iniziale della struttura vasale.

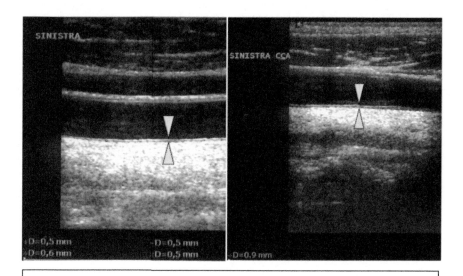

Fig. 23 – Esempio di scansione ecodoppler della carotide da cui si rileva la misura dello spessore medio-intimale (IMT): risulta normale (0,6 mm) a sinistra ed un po' aumentato a destra (0,8-0,9 mm).

Perdonami Ernesto il preambolo di anatomia di poco fa, ma era secondo me necessario per comprendere un ulteriore aspetto, per certi versi critico, della pur meravigliosa circolazione cerebrale. Ne avevamo accennato! I vasi che vanno a portare ossigeno e nutrimento alle diverse strutture del cervello hanno un comportamento anatomico in generale diverso da quello dei vasi per gli altri distretti dell'organismo. In pratica ogni zona cerebrale è irrorata da vasi che in essa si approfondano e si distribuiscono senza presentare zone di collegamento gli uni con gli altri. Come se ogni vaso che irrora un distretto fosse l'unico apporto ematico allo stesso. È quella che viene definita *irrorazione degli ultimi prati*."

"Spiegami a che cosa vuol fare riferimento!"

"Certo. Pensa, la definizione ha preso lo spunto dal meccanismo di riempimento dei campi di riso, per cui se il canale di irrigazione è ristretto, le parti più lontane di questi, appunto gli *ultimi campi,* non riescono ad essere irrigate. Si definisce come tipologia: *irrorazione terminale.*

Ponendo assieme i due elementi appena descritti: autoregolazione e tipologia dell'irrorazione puoi renderti conto di come e di quanto l'ipertensione non controllata possa andare ad influenzare negativamente l'ambito cerebrale. Abbiamo visto che l'ipertensione facilita la comparsa di placche aterosclerotiche: lesioni che vanno sia a ridurre il calibro del vaso limitando pertanto la portata ematica, sia a creare condizioni di turbolenza che accresce il rischio di innescare la reazione emocoagulativa avviando il processo trombotico. Un rischio gravemente pesante nell'iperteso non controllato e che va a sostenere quello che è stato definito il *Paradosso di Birmingham!*"

"Porta pazienza che cos'è quest'altra novità? Ancora una volta ti chiedo di spiegarmi per bene che cosa significa! In che cosa consiste il *Paradosso di Birmingham?*"

"Ecco! Nell'ipertensione arteriosa, sebbene i vasi siano esposti ad elevati regimi pressori, le principali complicazioni, ictus ed infarto miocardico, paradossalmente sono trombotiche piuttosto che emorragiche! In pratica un vaso pur esposto ad alta pressione è più facile che si occluda per cause trombotiche piuttosto che si dilati e si rompa.

Sul versante dell'autoregolazione possono intervenire, alterandone la capacità di adattamento, o la riduzione di portata causata da ostruzioni dei vasi cerebro-afferenti (limite a 50 mmHg di pressione arteriosa media) oppure, al contrario, il superamento del limite di autocontrollo (limite a 160 mmHg di pressione arteriosa media). Possiamo capire quale sia la gravità della ripercussione sul sistema nervoso dovuta all'una o all'altra di queste due situazioni. Nell'un caso e nell'altro le strutture nobili del cervello saranno esposte ad inappropriati livelli di irrorazione con conseguente grave sofferenza che può sfociare in un danno acuto."

"Immagino tutte situazioni molto severe …"

"È vero Ernesto! Hai ragione. Tra l'altro ricorderai che abbiamo già fatto riferimento alla sofferenza del microcircolo nelle strutture cerebrali dell'iperteso non controllato.

Studi clinici hanno individuato un legame fra perdita di funzione del microcircolo cerebrale età dipendente ed insorgenza di diverse forme di patologia che abitualmente si tende a raggruppare genericamente con il termine di *demenza*. In realtà in questo ampio calderone confluiscono oltre alle forme degenerative legate all'invecchiamento anche condizioni particolari come, ad esempio, la malattia di Alzheimer. In tale contesto si è visto che uno degli interventi di prevenzione più efficaci è proprio il controllo dei valori pressori per evitare che il reticolo microcircolatorio del cervello venga esposto ad ampie escursioni quali si verificano appunto nell'ipertensione arteriosa mal controllata. Un microcircolo ben funzionante consente un apporto ottimale di ossigeno e nutrienti alle cellule del sistema nervoso impedendo che si realizzino quelle alterazioni che sono alla base del deficit di ossigenazione e del deficit energetico delle strutture encefaliche e che, a loro volta, sono causa del danno cellulare e della conseguente disfunzione neuronale." (Neurovascular signaling in the brain and the pathological consequences of hypertension: *Am J Physiol Heart Circ Physiol* 2013)

"Sono situazioni angoscianti, penso che tutti abbiamo qualche conoscente affetto da tali problemi. Penso ancora una volta a Giovanni …"

"Nell'ipertensione arteriosa non trattata ci si trova di fronte al venir meno di un preciso controllo di autoregolazione del circolo cerebrale che viene sopraffatto e determina la perdita della azione di vasocostrizione arteriolare a fronte di valori pressori troppo elevati e, per contro, la perdita della attività endoteliale che consentirebbe l'azione vasodilatatrice in situazioni di scarsa irrorazione. La conseguenza sarà una sofferenza progressiva del prezioso patrimonio cellulare del cervello.

Alla fine troviamo che questi danni conducono ad un graduale venir meno delle normali funzioni della compagine endoteliale con progressivo danno che si può estendere in profondità alle strutture nervose. Questa serie di eventi porta ad aggravamento dei fenomeni di degenerazione dei neuroni, le preziosissime cellule del nostro cervello, alla formazione di microemorragie e a danno del microcircolo con regressione della sua struttura e conseguente impoverimento del suo reticolo. In ultima analisi sono tutte situazioni che hanno come comune denominatore l'esito finale di indurre o, meglio, aggravare lo stato di sofferenza locale dei neuroni presupposto per il loro mal funzionamento e pertanto per quelle forme cliniche che genericamente definiamo *demenza vascolare*.

La Risonanza Magnetica Nucleare è una metodica attuale che consente di indagare le lesioni precoci che si realizzano nel sistema nervoso a causa dei fenomeni patologici di cui abbiamo prima parlato: microemorragie, zone puntiformi di sofferenza definite *jalinosi*, termine con il quale si fa riferimento alla degenerazione cicatriziale del microcircolo e conseguente atrofia e rarefazione dello stesso."

CHE COSA DOBBIAMO RICORDARE

1. Anche il *cervello*, non si sottrae alla regola generale del danno indotto dall'ipertensione arteriosa legato alla sofferenza dei grossi tronchi arteriosi che portano il sangue alle strutture cerebrali e dei piccoli vasi sottili del *microcircolo*.

2. A livello dei grossi vasi formazione di placche ateromasiche e danno di parete che può causare la formazione di dilatazioni aneurismatiche; nel microcircolo diradamento della rete vasale con sofferenza delle strutture nervose.

3. L'irrorazione del cervello è sostenuta da due arterie carotidi e due vertebrali che una volta entrate nella scatola cranica vanno a raccordarsi tramite vasi di collegamento – le comunicanti – per formare quello che viene definito il poligono di Willis: una struttura che tende a garantire un equilibrio nell'apporto ematico da parte delle quattro arterie afferenti.

4. Da questo si originano i vasi che vanno ad irrorare le strutture nervose con una distribuzione arteriolare che tende ad impegnarsi ciascuna in singoli distretti e rappresentarne l'apporto essenziale.

5. Per garantire un'irrorazione adeguata, il circolo cerebrale è dotato di un sistema di autocontrollo che regolando le resistenze arteriolari mantiene un flusso pressoché costante nell'ambito di variazioni di pressione arteriosa media fra 50 e 160 mmHg.

6. Valori di ipertensione che sopravanzino il limite portano ad un danno delle strutture vasali e del microcircolo con la possibilità di andare incontro a tutte le complicanze che ne sono tipiche sia sul versante dei grossi vasi – trombosi, emorragie – che del microcircolo – perdita delle funzioni superiori, demenza.

Cap. 6 - IPERTENSIONE E CUORE

"Ernesto, se non sei stanco ora potremmo parlare del cuore!"

"Ma scherzi? È un piacere sentirti ..."

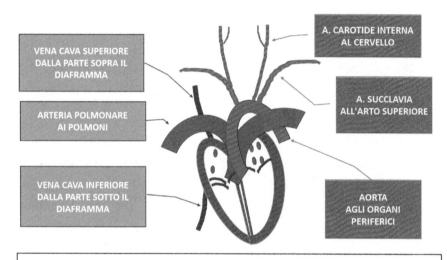

Fig. 24 – Rappresentazione schematica della struttura cardiaca.

"Il nostro cuore, come ti avevo detto poco fa, è un organo strutturato a quattro cosiddette *camere*: un *atrio* a monte ed un *ventricolo* a destra ed altrettanti atrio e ventricolo a sinistra. Atrio e ventricolo sono separati da una struttura valvolare a lembi (o cuspidi): la *tricuspide* (tre lembi) a destra e la *mitrale* (due lembi) a sinistra. È meravigliosamente congegnato per ricevere il sangue dalle vene che lo raccolgono alla periferia dell'organismo e tramite le vene cave, superiore e inferiore, lo convogliano nell'atrio destro. Questo lo scarica nel ventricolo destro dal quale, superata la *valvola polmonare*, viene inviato, per il tramite delle arterie polmonari, ai polmoni per essere *rigenerato* da una nuova ossigenazione. Il

115

sangue, ora ossigenato, attraverso le vene polmonari giunge all'atrio di sinistra da dove verrà scaricato nel ventricolo sinistro per essere distribuito, superata la *valvola aortica*, all'intero organismo. L'azione di contrazione degli atri per il trasferimento del sangue ai ventricoli avviene nel periodo di rilassamento di questi ultimi – la cosiddetta *diastole* – alla quale fa seguito la fase di contrazione ventricolare - *sistole* - durante la quale si chiudono le valvole mitrale, a sinistra, e tricuspide, a destra, e il flusso sanguigno dagli atri viene così bloccato. Nel contempo il sangue dai ventricoli viene spinto ad irrorare dal destro i polmoni, e dal sinistro, attraverso l'aorta, l'intero organismo. I ventricoli, rispetto agli atri, sono dotati di maggior componente muscolare ed in maniera assai più cospicua a livello del versante sinistro (Fig. 24).

Abbiamo visto quali sono gli effetti della pressione elevata sulla parete dell'arteria. A questo punto diventa necessario far mente locale anche agli effetti che questa situazione comporta alla *pompa cardiaca*. In pratica, per immettere la quantità abituale di sangue battito (sistole) dopo battito il cuore deve compiere uno sforzo maggiore."

"È come quando si sta gonfiando la gomma alla bicicletta e lo sforzo per spingere lo stantuffo della pompa cresce rapidamente…"

"Proprio così. È questa la condizione che sta alla base dell'evoluzione di quella che è definita *cardiopatia ipertensiva*: ingrossamento delle singole fibre muscolari (quella che si definisce ipertrofia) la quale gradualmente determina un aumento dello spessore delle pareti del cuore. Questa situazione, se l'ipertensione non viene curata adeguatamente, giorno dopo giorno prosegue fino all'ingrandimento dell'intera struttura dell'organo. Avremo così una *pompa più grande*. Però se questa nuova condizione che si viene a realizzare per un periodo riesce, con tale meccanismo di adattamento, a far fronte alle esigenze della circolazione in realtà, se non interviene una attenta ed efficace terapia che faccia normalizzare i livelli di pressione arteriosa, il processo va avanti fino a quando la struttura cardiaca non può fare a meno di dilatarsi e far emergere gradualmente quella che si definisce *insufficienza*, ovvero l'incapacità del muscolo cardiaco di immettere in aorta, e così nel circolo generale, una quantità adeguata di sangue. Devi infatti considerare che aumenta la componente muscolare ma, attento, non è che aumenti proporzionalmente anche la componente vascolare coronarica di irrorazione e nutrimento..."

"Dunque, mi par di capire che avremo, detto con le mie parole, una situazione nella quale aumentano le bocche da sfamare ma la minestra che arriva è sempre la stessa. All'inizio tutti si accontentano del poco ma ad un certo punto qualcuno comincerà a venir meno per il digiuno ..."

"Sei proprio in gamba nel confezionare esempi! È proprio come hai rappresentato tu in questo esempio. Il cuore è un organo muscolare che differisce però da quelle strutture alle quali siamo abituati a pensare quando appunto parliamo di muscoli: bicipiti, tricipiti, cosce e polpacci. Infatti da un lato le sue cellule sono ampiamente collegate l'una all'altra, come in un reticolo, e sono disposte non solo in maniera circolare ma anche, come dire, in maniera ellissoidale come le spire di una molla - hai presente? - dalla base fino all'apice. Questo consente al muscolo cardiaco di esercitare uno sforzo contrattile che tramite l'accorciamento delle sue fibre, determina una riduzione della camera ventricolare sia come sezione che lungo l'asse longitudinale. È una struttura quindi assai funzionale!"

"Si fa presto a pensare ad una pompa e paragonare il cuore ad essa, ma mentre mi stavi dicendo queste cose mi rendevo conto di quanto la realtà sia più complessa e meravigliosamente architettata!"

"Sono d'accordo Ernesto! Ma andiamo avanti. Il cuore come qualunque altro organo del nostro corpo richiede nutrimento ed apporto di ossigeno per il tramite di un idoneo sistema di irrorazione. L'apporto sanguigno è garantito dalle *arterie coronarie*, destra e sinistra, che danno origine ai cosiddetti *vasi perforanti* per significare il loro comportamento nell'approfondirsi nella struttura del muscolo cardiaco: proprio perpendicolarmente fino agli strati subito sotto il rivestimento interno della cavità cardiaca - l'endocardio - che, come avevamo già segnalato, (capitolo 2) è pure esso rivestito da cellule endoteliali. Negli strati profondi del muscolo cardiaco assistiamo ad una situazione ben particolare: pensa, è tanta l'energia di contrazione esercitata dal cuore durante la sistole anche in condizioni normali, che l'apporto di sangue a quelle fibre cardiache può avvenire solamente durante la fase di rilassamento ventricolare – la diastole - poiché la tensione determinata dalla contrazione del muscolo cardiaco è talmente elevata che blocca il flusso nelle sue zone più interne. Uno strato che corrisponde circa al terzo più profondo dello spessore della parete del ventricolo."

"È come quando si stringe nel pugno una boccia di legno! Si vede il palmo della mano che impallidisce e riprende il normale colorito solo allentando la presa ..."

"Giusto! Devi tenere presente, dunque, che l'ipertensione arteriosa è un fattore che gioca un ruolo negativo anche in questo contesto!

I fattori che entrano in gioco in questa situazione sono in primo luogo come dire, idraulici e di abbastanza facile comprensione. All'inizio la *pompa* si trova a dover lavorare contro una resistenza più elevata dell'atteso. Questo dà origine in una prima fase ad una situazione nella quale il cuore necessita di protrarre il periodo di espulsione del sangue dal ventricolo in quanto serve più tempo per riuscire a *svuotare* la quantità di sangue durante la sistole in un ambiente vascolare aortico che è caratterizzato da regimi pressori più elevati."

"Già un bel problema! Mi vien da pensare ancora alla pompa della bicicletta che ti ho detto poco fa. Quando gonfiando la gomma arrivi ad avere una pressione adeguata: allora senti che devi fare molta più fatica ed impiegare più tempo per spingere fino alla fine lo stantuffo …"

"Bravo, il paragone mi pare proprio calzante. Ma non si ferma qui il problema. Infatti, come non bastasse, il muscolo cardiaco si trova nella stessa condizione di un atleta che tra uno sforzo e l'altro del suo esercizio non ha mai il tempo per rilassare completamente la muscolatura. Ne deriva che le pareti del ventricolo non si rilassano mai adeguatamente dando origine a quella condizione che in termini tecnici si definisce *disfunzione diastolica* del ventricolo. Questa situazione a sua volta porta con sé altre due conseguenze: da un lato una struttura ventricolare mai adeguatamente rilassata renderà più difficile al sangue di provenienza atriale di andare a riempire il ventricolo con ripercussioni sulle pressioni vasali a monte di cui più avanti potremo parlare."

"Come le noccioline, una tira l'altra …"

"Già. Ma ora facciamo un passo avanti e pensiamo alla seconda conseguenza. Considera la struttura del muscolo cardiaco che non giunge ad essere mai adeguatamente rilassato. Questo fa sì che il sistema di irrorazione, che, come abbiamo visto, si caratterizza per una vascolarizzazione che dalla superficie esterna si approfondisce fino agli strati subendocardici, sia esposto ad una maggior difficoltà di perfusione per il limitato tempo di transito vasale concesso dalla contrazione prolungata delle fibre muscolari cardiache. Dunque ci troviamo ad avere da un lato sforzo aumentato e dall'altro riserva perfusoria limitata: un mix che può rivelarsi micidiale nel momento che la compromissione generale progredisca o sopravvengano complicanze locali: esempio tipico, una placca ateromasica all'origine di uno dei vasi coronarici che ostacoli il passaggio del sangue nell'arteria oppure un'improvvisa perdita di sangue."

"Proprio come ti avevo detto prima: aumentano le bocche da sfamare, la dose di minestra è sempre quella e per di più ti lasciano sempre meno tempo per poter mangiare …"

"Già. Tra l'altro non si deve dimenticare che questa serie di eventi è resa ancor più grave dal concomitare di altri fattori che vanno a gravare sul problema ipertensione e parallelamente sulla propensione allo sviluppo di lesioni ateromasiche come età avanzata, genetica familiare, introito sodico, obesità, diabete mellito, iperlipemie, malattie renali croniche concomitanti."

"È proprio una debacle! Tutti fattori che gravano negativamente sull'evoluzione della lesione ateromasica come un gatto che si morde la coda …"

"Proprio così Ernesto! D'altro canto, anche l'evoluzione del rischio di malattia connesso con l'ipertensione vede il realizzarsi di tutta una serie di situazioni sfavorevoli come abbiamo detto analizzando quanto si verifica in altri ambiti: disfunzione endoteliale, irrigidimento delle strutture vasali, alterazioni emodinamiche legate all'anomalo carico pressorio…. Tutte condizioni che preludono all'instaurarsi di un ingrossamento del muscolo cardiaco e, a cascata, rappresentano un ricco substrato per lo sviluppo di una situazione favorevole al manifestarsi di ischemia miocardica e di insufficienza contrattile. L'ischemia in particolare, ovvero il fatto che arriva meno sangue, e dunque ossigeno, rispetto al fabbisogno. Anche questo contribuisce a far peggiorare la funzione del muscolo cardiaco.

È facile dunque comprendere come le modificazioni della struttura cardiaca indotte dalla ipertensione arteriosa, pensiamo ad esempio all'ingrossamento della parete, getti le basi per l'instaurarsi di una condizione di discrepanza fra gli aumentati bisogni legati all'aumento delle dimensioni della struttura muscolare del cuore e quel protrarsi della fase sistolica a cui abbiamo fatto riferimento prima. In pratica *aumento del fabbisogno irrorativo in rapporto all'aumento di massa muscolare ma riduzione dei tempi in cui è possibile che il flusso sanguigno vada ad irrorare gli strati più profondi del ventricolo.* Si capisce che si instaura un equilibrio precario che può venir meno in tutta una serie di situazioni. Pensiamo ad esempio al caso di una persona che soffra di questa condizione e vada incontro ad anemizzazione come potrebbe accadere in seguito ad una carenza importante di ferro o di vitamine: minor capacità del sangue di trasportare ossigeno e possibile emergere di una discrepanza fra apporto e fabbisogni: una situazione critica per il nostro soggetto. Ancora, se la quantità di sangue che giunge agli strati profondi del muscolo cardiaco si riduce a causa o di un ulteriore peggioramento dello stato ipertensivo oppure per il concomitare di una complicanza quale spesso è legata a quei fattori di rischio che abbiamo ricordato in precedenza (in primo luogo l'aumento del colesterolo nel sangue!). Come ti avevo detto si potrebbe formare una placca ateromasica all'origine di una delle coronarie. La placca come un tappo andrebbe ad ostacolare in maniera significativa la quantità di sangue che può essere sfruttata per irrorare il muscolo cardiaco. Senza dimenticare quanto si può verificare nel caso esordisca una perdita del regolare ritmo cardiaco come nel caso che una persona vada in contro a quell'aritmia che si definisce fibrillazione atriale. Perdita dell'azione contrattile degli atri per favorire il riempimento dei ventricoli, riduzione del tempo di irrorazione del muscolo cardiaco tanto più marcata quanto maggiore sarà la frequenza cardiaca. Un grosso problema credimi!"

"L'ipertensione arteriosa, dunque, non è proprio amica del cuore! Credevo fosse solo un problema per il cervello del quale avevamo parlato prima ...ma mi devo ricredere e chissà quanti altri problemi mi tirerai fuori ancora..."

"Abbiamo visto come vada a determinare una modificazione strutturale a carico primariamente del ventricolo. Ma al di là di quanto abbiamo discusso fino ad ora le modificazioni della struttura del cuore indotte dall'ipertensione, vanno a causare problemi anche a monte cioè a livello dell'atrio sinistro, la cavità che raccoglie il sangue ossigenato proveniente dai polmoni e lo versa rapidamente nel ventricolo durante la fase diastolica del ciclo cardiaco. Abbiamo accennato prima che durante la sistole è bloccato il flusso dagli atri ai ventricoli. È facile, pertanto, comprendere che prolungandosi la fase di contrazione, per far fronte come abbiamo visto all'aumento pressorio, anche la fase di blocco al flusso atriale sarà prolungata con conseguenze sul circolo a monte che si troverà impossibilitato a far confluire il sangue ricevuto dai polmoni all'atrio. Infatti il prolungamento del tempo di sistole mantiene impedita più a lungo la possibilità di versare la massa di sangue direttamente nel ventricolo e si determinerà un aumento della pressione prima negli atri e poi, a seguire, più a monte nelle vene polmonari e via via fino all'intima struttura ovvero al microcircolo del polmone. È questa la ragione per la quale il danno dell'ipertensione con il suo progredire, ad un certo punto può causare sofferenza del circolo polmonare che si traduce a sua volta nella comparsa di *respiro pesante* per attività fisiche che fino a non molto tempo prima erano sopportate molto bene; quindi, andando incontro ad ulteriore aggravamento con il presentarsi di difficoltà respiratoria per sforzi minimi fino a vera e propria dispnea e, in caso estremo, a scompenso.

Anche nella situazione che stiamo valutando la chiave di volta sarà un adeguato trattamento dell'ipertensione!"

"Capisco, ma quali sono i motivi per i quali compare il fiatone? E poi si arriva allo scompenso di cuore?"

"In pratica l'aumento di pressione nel microcircolo polmonare determina, pensa un po', una sofferenza dell'endotelio che si danneggia e consente il passaggio di liquido, acqua in pratica, dal lume dei capillari allo spazio fra le cellule, l'interstizio si chiama, ricordi? E questo causa due problemi. Il primo legato alla maggior difficoltà che incontra l'ossigeno dell'aria respirata una volta giunto agli alveoli per arrivare ai globuli rossi. È come se si ergesse una barriera in un certo senso, sempre più spessa. Secondariamente entra in gioco il fatto che il polmone, più carico di liquidi, diventa una struttura più pesante da muovere, nel suo caso da far espandere, da parte dei muscoli della respirazione, il diaframma e i muscoli intercostali in particolare. La fatica a far espandere il polmone determina la sensazione di affaticamento e quindi di respiro corto come si usa dire."

"Mi viene da pensare che anche in questo caso ci troviamo di fronte ad una situazione nella quale il gatto ancora una volta si morde la coda – povero gatto, quante volte gli è capitato di farlo nel corso della nostra chiacchierata … - ipertensione, sofferenza cardiaca, il cuore si ingrossa, il sangue che gli arriva non è sufficiente per fornirgli l'ossigeno di cui ha bisogno, tende a dilatarsi, aumenta la pressione negli atri e su su fino ai polmoni, questi ossigenano meno bene il sangue e via sempre peggio …"

"Sai che sei stato in gamba a riassumere con la tua dote di semplificare le cose tutto quanto avevamo raccontato fino ad ora. Bravo Ernesto!" (Hypertension Is a Risk Factor for Several Types of Heart Disease: *Adv Exp Med Biol*, 2017)

CHE COSA DOBBIAMO RICORDARE

1. Nell'ipertensione per immettere la quantità abituale di sangue battito (sistole) dopo battito il cuore deve compiere uno sforzo maggiore.

2. È questa la condizione che sta alla base della *cardiopatia ipertensiva*: ingrossamento (ipertrofia) delle singole fibre muscolari che determina un aumento dello spessore delle pareti del cuore.

3. Questa situazione, se l'ipertensione non viene curata adeguatamente, giorno dopo giorno porta all'ingrandimento dell'intera struttura dell'organo. Il processo va avanti fino a quando la struttura cardiaca non può fare a meno di dilatarsi e a far emergere gradualmente quella che si definisce *insufficienza*, ovvero l'incapacità del muscolo cardiaco di immettere in aorta una quantità adeguata di sangue.

4. Aumenta la componente muscolare ma non è che proporzionalmente aumenti anche la componente vascolare coronarica di irrorazione e nutrimento.

5. Nel terzo più interno dello strato muscolare del ventricolo l'apporto di sangue può avvenire solamente durante la fase di rilassamento ventricolare – la diastole - poiché la tensione determinata dalla contrazione del muscolo cardiaco è talmente elevata che blocca il flusso nelle sue zone più interne.

6. Nell'ipertensione il ventricolo avrà bisogno di più tempo per espellere la quantità di sangue contro una pressione più elevata. Ne deriva che le pareti del ventricolo non si rilassano mai adeguatamente dando origine alla condizione di *disfunzione diastolica* del ventricolo.

7. In pratica aumento del fabbisogno irrorativo per l'aumento di massa muscolare ma riduzione dei tempi in cui è possibile che il flusso sanguigno vada ad irrorare gli strati più profondi del ventricolo.

8. Le modificazioni indotte dall'ipertensione vanno a causare problemi anche a livello dell'atrio sinistro, in quanto poiché durante la sistole è bloccato il flusso dagli atri ai ventricoli e si determinerà un aumento della pressione prima negli atri e poi, a seguire, più a monte nelle vene polmonari fino al microcircolo del polmone. È questa la ragione per la quale a causa della sofferenza del circolo polmonare si avrà *respiro pesante* (dispnea) e, in caso estremo, scompenso.

Cap. 7 - IPERTENSIONE E RENE

"Bene Ernesto, a questo punto parliamo dei reni e di quanto l'ipertensione arteriosa sia legata a doppio filo con questi organi … mi verrebbe da dire, e so che lo stai pensando, *tanto per cambiare*. Tu li hai a mente per il ricordo di una colica e sono convinto che indubbiamente quella sia una delle esperienze assai dolorose che abbia a sperimentare una persona."

"Non dirmelo… rammento ancora come mi torcevo dal dolore! Sembrava calasse ma poi d'improvviso eccolo ancor più forte di prima! Mi faceva lacrimare e te lo confesso ho perfino vomitato per il dolore!"

"Sì, sì, non serve che me lo assicuri. Ti credo. Però ti garantisco che il dolore più forte che uno possa sperimentare è l'ultimo, quello che in quell'istante sta vivendo! Non dobbiamo infatti dimenticare la componente psicologica del dolore!

Ma basta parlare della tua colica! Non usciamo dal seminato! I reni sono due organi simmetrici. Sono rari i casi in cui per un difetto di sviluppo una persona ne possegga solamente uno. Essi provvedono a liberare il nostro organismo dalla quantità di scorie prodotte dalle diverse attività metaboliche. Se non ci fossero i reni…"

"Ci intossicheremmo dall'interno, si può dire così Paolo?"

"Esattamente! Per svolgere la loro funzione sono dotati di una complessa architettura anatomica che si fonda su quell'unità operativa che ha preso il nome di *nefrone*. Mi chiederai com'è fatto un nefrone? Bene. Pensa ad un *gruppo di capillari* che si dipartono riforniti da una singola *arteriola, detta l'afferente*, e che trasferiscono il sangue che li ha percorsi convergendo tutti assieme ancora una volta in una singola *arteriola, l'efferente*. Quei capillari sono tappezzati da uno strato di cellule endoteliali particolari che si comportano come *una specie di filtro* che lascia passare acqua, sali, glucosio, e tutta una serie di sostanze organiche ed inorganiche derivanti dal metabolismo delle cellule del nostro organismo. Tutto questo filtrato rappresenta il precursore dell'urina! Vengono trattenute molecole superiori ad una certa dimensione, le proteine per esempio, ed infatti uno dei primi segni di sofferenza e danno renale è proprio la perdita di proteine con l'urina dovuta alla disgregazione di questi strati endoteliali, per esempio a causa di infezioni od infiammazioni di qualsiasi genere. Ricordi quando si parlava di ipertensione e gravidanza ed in particolare di preeclampsia?"

"Sì, ricordo, esordio di ipertensione e perdita di proteine nell'urina in una quasi mamma. Allora, se ho capito bene, quei capillari del nefrone sono come un colino che permette il passaggio di acqua ed altre sostanze, le quali andranno a formare l'urina che poi va in vescica, eccetera, eccetera."

"Sì però tutto quel filtrato, se permetti il paragone, è come il prodotto grezzo. Infatti quanto trasuda dal gruppo di capillari del singolo nefrone viene raccolto in una struttura a *tazza* o meglio a *capsula*, che li accoglie, così come il guantone da baseball accoglie la pallina, sempre per fare un esempio. Ed ogni gruppo di capillari possiede una capsula propria. Questa capsula a sua volta dà origine ad un tubicino, il *tubulo renale*, che va a collocarsi, attorcigliandosi, attorno al nefrone per poi proseguire a sua volta in un *tubulo* che si distanzia da esso per confluire dopo essersi accompagnato a numerosi altri originati da differenti nefroni in un *collettore*. Pure ad esso vanno ad unirsi anche altri collettori derivati da ulteriori gruppi di nefroni e via via, aumentando la quantità di collettori che vanno a confluire, gradualmente raccoglierà quello che ormai sarà divenuto un filtrato rielaborato. Ad un certo punto giungerà effettivamente a sboccare nel bacinetto renale e da qui per il tramite di quelli che rappresentano i collettori definitivi, gli ureteri che conducono alla vescica, versare in essa il prodotto ultimo della filtrazione." (Fig. 25)

"Fammi capire. In pratica il sangue che va ai reni procede in diramazioni sempre più piccole fino a dar vita alle arteriole che hai chiamato afferenti – mi vien da pensare agli affluenti di un lago – dalle quali passa ai capillari che costituiscono il colino – consentimelo – e viene raccolto negli emissari del lago, le arteriole efferenti, che poi vanno confluendo immagino in vasi sempre più grandi fino ad andare a costituire le vene renali …"

"Ernesto non devo proprio spiegarti più nulla!"

"Dai non scherzare! Piuttosto un'altra cosa che mi chiedo avranno un gran bel da fare se devono ripulire dalle scorie l'attività metabolica di tutta una persona …"

"Infatti. L'abbiamo fatta semplice, ma devi pensare che la quantità filtrata è cospicua. I nefroni sono circa un milione in ciascuno dei due reni e l'attività che essi svolgono viene chiamata, pur esprimendo una quantità, con il termine *velocità di filtrazione*, ed è stata calcolata in 125 millilitri a minuto. Che cosa significa?"

"Dunque 125 millilitri è un ottavo di litro, un bicchiere … ma lasciami fare un conto. Sessanta minuti in un'ora, … aspetta che prendo il telefono che fa anche da calcolatrice per fare il conto, dunque…125 ml in un minuto, 60 minuti in un'ora, 24 ore in un giorno…ma vuoi scherzare… 180 litri in una giornata vengono filtrati dai nefroni?! Ma dai … impossibile..."

"No è proprio così Ernesto! E pensa per avere un filtrato di quella entità quanto sangue deve passare per i reni in una giornata!

Questo ti fa capire l'importanza fondamentale dei reni nell'economia generale del nostro organismo! Ma senza dubbio ti sarai chiesto: se il filtrato è di 180 litri al giorno, come mai, per essere chiari, la quantità di urina che si produce in una giornata è circa un litro solamente?"

"Bravo mi hai preceduto, te lo stavo per chiedere!"

"Lo immaginavo. Dipende dall'attività continua di quel tubulo di cui prima ti ho parlato, che prende origine dalla capsula ed è composto da cellule che provvedono a trattenere le sostanze filtrate solo perché sono di piccole dimensioni ma devono essere invece conservate nel nostro corpo per il suo buon funzionamento: calcio, glucosio, e poi sali minerali come appunto il sodio di cui poco fa abbiamo parlato. Trattenere la mole di sostanze filtrate per le loro piccole dimensioni ma poi necessarie all'organismo fa sì che debba essere svolta una intensa attività di riassorbimento. Governare i meccanismi di riassorbimento del sodio è una delle attività più importanti che consentono di controllare il livello dei volumi circolanti. Ma non solo, il riassorbimento del sodio in particolare, avviene con un meccanismo che permette di gestire allo stesso tempo la quantità di acidi dell'organismo garantendo la correttezza di quello che si definisce *equilibrio acido-base*, il tutto scegliendo il tipo di sostanza da scambiare con il sodio a livello del tubulo nella fase di riassorbimento."

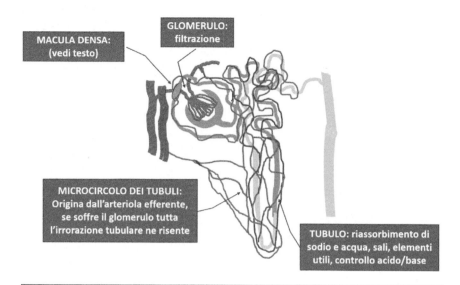

Fig. 25 – Rappresentazione schematica della struttura di un nefrone.

"Paolo, ricordo male o è proprio a questo livello che entra in gioco l'*aldosterone*?"

"Bravo Ernesto! Ricordi bene! Nel caso, infatti, che i normali meccanismi di riassorbimento non siano sufficienti come in situazioni di disidratazione, o di perdita di sangue, ecco che l'organismo aumenta la produzione di aldosterone e l'incremento della sua attività andrà ad imprimere un'accelerazione nel livello di riassorbimento del sodio per favorire il recupero di una adeguata quantità di volume circolante. Certo che tutto questo deve essere finemente regolato perché altrimenti, come senza dubbio immaginerai, se l'aldosterone va per conto suo e svolge un'azione svincolata dai corretti meccanismi di controllo, avremo un eccesso di riassorbimento di sodio e di conseguenza un'espansione dei volumi circolanti che porteranno ad aumentare la pressione arteriosa. Ma di questo parleremo a suo tempo."

"Mi pare di capire che uno dei meccanismi mediante i quali i reni possono far aumentare la pressione, essere cioè attivamente causa dell'ipertensione, è rappresentato da una riduzione della, se mi consenti, enorme quantità di liquido che riescono a filtrare in un giorno. Se non si elimina il volume, seguendo quanto mi spiegavi in precedenza, aumenta il contenuto e fa aumentare la pressione. Giusto?"

"Ernesto stai diventando bravissimo! È proprio uno dei meccanismi cardine che stanno alla base dell'ipertensione che accompagna le malattie dei reni: la glomerulonefrite ad esempio...

Adesso però dobbiamo andare un po' più in profondità! Devi sapere che esiste una proteina che si chiama *renina,* la quale viene liberata da un gruppo particolare di cellule (*macula densa*), che si collocano dove l'arteriola afferente si trova adiacente ad una delle anse del tubulo renale. Questo pur minimo raggruppamento di cellule in contiguità rappresenta un piccolo processore per usare un termine attuale ed è in grado da un lato di rilevare il tono che la pressione del sangue esercita sulla parete dell'arteriola afferente, dall'altro, sul versante del tubulo adiacente, è in grado di valutare, consentimi il termine, la densità del fluido filtrato, in pratica il suo contenuto di acqua e sodio. In tal modo si presta ad essere importante per due aspetti. In primo luogo, quando in tale zona si riduce la pressione di riempimento vascolare, la quale rispecchia quella dell'intero organismo, il dato viene rilevato dalla zona situata nell'arteriola afferente che stimola la liberazione di renina. Lo stesso avverrà nel caso che il gruppo che si affaccia sul lume del tubulo rilevi invece un calo della concentrazione di sodio. La renina svolge attività enzimatica andando ad agire su di un'altra proteina, questa prodotta dal fegato, l'*Angiotensinogeno,* dal quale stacca un frammento l'*Angiotensina I* che a sua volta viene convertita in *Angiotensina II* da parte dell'ACE (*Angiotensin Converting Enzyme,* di cui abbiamo parlato in precedenza, ti ricordi?) situato in gran quantità a livello dei capillari polmonari (Fig. 26).

L' Angiotensina II esercita una marcata vasocostrizione agendo sulle arterie periferiche, ma anche aumenta il tono, l'energia in un certo senso, della contrazione della pompa cardiaca. Entrambe queste azioni favoriscono un aumento della pressione sanguigna. Agisce inoltre sul versante ghiandolare, in particolare sulle ghiandole surrenali stimolando la produzione di aldosterone!".

"Fammi capire Paolo. Se ho inteso bene: si riduce la pressione, ad esempio ci si disidrata dopo una giornata sotto il sole oppure a causa di una diarrea profusa, ne consegue che viene liberata renina, la quale a sua volta consente la produzione di angiotensina I che poi diventa angiotensina II nei capillari polmonari. Questa induce costrizione vasale ed incrementa l'energia di contrazione della pompa cardiaca che aumentano la pressione, ed inoltre stimola la produzione di aldosterone che, se ricordo bene, fa trattenere sodio e acqua dai reni. Giusto?"

"Ernesto sei un allievo bravissimo! Ma fino ad ora il rapporto dei reni con l'ipertensione l'abbiamo preso molto alla larga. I reni hanno un rapporto con l'ipertensione che potremmo definire a due facce. Sul diritto abbiamo le situazioni nelle quali il rene è sede di

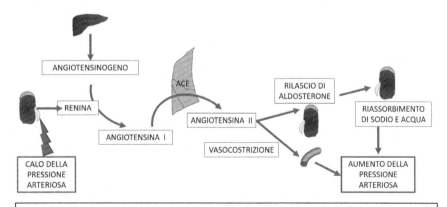

Fig. 26 – Meccanismo renina-angiotensina-aldosterone che si attiva in caso di calo pressorio come dopo un'emorragia.

133

danno da parte della stessa, sul rovescio condizioni nelle quali il rene interviene come attore primario nell'indurre una forma di ipertensione arteriosa."

"Senti andiamo con ordine e cominciamo dalle prime!"

"Mi pare giusto. Pensa un po' a quei gruppi di capillari di cui abbiamo parlato all'inizio. Se consideri la grande mole di lavoro che svolgono quotidianamente comprenderai anche quanto siano strutture delicate. Anche il rene gode di un ambito di pressioni entro il quale la perfusione dei nefroni si mantiene stabile ed omogenea. È un ambito di pressioni medie sostanzialmente analoghe a quelle che abbiamo visto per l'autoregolazione a livello del cervello. Un regime pressorio troppo elevato li sottopone ad un danno che evolve in una ridotta capacità di filtrazione fino ad una vera e propria degenerazione con perdita di un nefrone dopo l'altro. Capisci perché l'iperteso tende ad avere complicazioni renali se non ben curato ..."

"Già, mi pare di capire che comunque la dinamica del danno è sempre quella: ispessimento della parete, sofferenza della struttura che porta alla degenerazione del lume capillare che si ostruisce con impoverimento della rete del microcircolo renale. Anche se mi pare un microcircolo differente da quelli che abbiamo preso in considerazione fino adesso ..."

"Hai ragione, infatti soffre il microcircolo dei gruppi di capillari ma devi considerare inoltre che l'irrorazione dei tubuli renali, dato che anche loro ovviamente necessitano di apporto di ossigeno e nutrienti, prende origine dalle arteriole efferenti del glomerulo! Pertanto a mano a mano che si danneggia irreparabilmente il glomerulo come inevitabile conseguenza anche il tubulo verrà a soffrire con perdita delle sue importantissime attività di riassorbimento di cui prima abbiamo parlato. Una situazione che evolve in maniera inesorabile se non curata adeguatamente.

La perdita delle strutture microcircolatorie porterà nelle fasi molto avanzate al raggrinzimento, come per una cicatrice, dell'intero rene.

Ma andiamo avanti. Pensiamo al rene come causa di ipertensione. Abbiamo già visto le situazioni di infiammazione dei glomeruli. In pratica malattie nelle quali l'organismo perde la capacità di eliminare i volumi circolanti superflui.

Un'altra condizione è invece quella indotta da un meccanismo che induca il rene, e più precisamente le strutture cellulari deputate alla produzione di renina - ricordi? – a ritenere che sussista una condizione di bassa pressione nel sistema circolatorio renale e pertanto vadano a porre in atto tutta la serie di azioni che tanto bene prima hai riassunto: dalla liberazione di renina via via alla produzione di angiotensina II, per arrivare fino all'aldosterone."

"Potrebbe essere qualche problema che fa ritenere al rene vi sia un calo della pressione del sangue che lo va ad irrorare! Mi viene in mente quella situazione di cui mi hai parlato quando mi spiegavi delle carotidi nei confronti del cervello e delle coronarie quando si trattava di cuore. La formazione di una placca ateromasica che vada ad ostruire l'arteria che porta il sangue al rene …"

"Ernesto, ormai l'allievo supera il maestro! Bravissimo hai fatto centro! Proprio così, un restringimento di qualsivoglia natura all'origine dell'arteria renale, sia una placca sia una malformazione, possono portare all'ipertensione e ti garantisco che ci sono situazioni con valori molto molto elevati! Per di più, come certamente immaginerai, basta che la lesione che causa l'abbassamento di pressione del circolo renale sia a carico di uno solo dei due organi perché si attivi il sistema renina-angiotensina in quel rene e poi eserciti la sua azione inappropriata su tutto l'organismo.

Spesso ci si trova di fronte a persone con tutti i crismi per la malattia arteriosclerotica: oltre all'ipertensione, aumento di colesterolo, intolleranza agli zuccheri, sovrappeso, eccetera. In tal caso la probabilità che si sia formata una placca all'origine dell'arteria renale è sempre da considerare, ma talora abbiamo di fronte giovani, per lo più donne, che non presentano quelle caratteristiche. In questi casi è frequente il riscontro invece di una condizione che viene chiamata *displasia fibromuscolare* la quale dal punto di vista delle influenze che esercita sulla circolazione del rene, non differisce per nulla dalle situazioni ove è invece in gioco una placca. La displasia fa sì che una persona abbia in zone particolari come l'arteria renale o anche altri distretti come la carotide, ad esempio, una struttura alterata del vaso arterioso con restringimenti e irregolarità di calibro che determina una pervietà irregolare e incompleta del lume vasale sufficiente per innescare i meccanismi detti prima a partenza dalla renina.

Stavo dimenticando, a proposito della tua vecchia storia di colica, che molti studi ora hanno posto in risalto una storia clinica di coliche renali con l'esordio susseguente di ipertensione, probabilmente valorizzando le alterazioni metaboliche che spesso accompagnano l'iperteso: aumento di acido urico, coesistenza di sindrome metabolica, in alcuni casi alterazioni del metabolismo del calcio, per non parlare della condizione infiammatoria subclinica che abitualmente accompagna entrambe queste condizioni."

"Vuoi dirmi che quella colica di tanti anni fa era il segnale che sarei poi diventato iperteso?"

"No per carità, anche perché abitualmente si dovrebbe considerare non l'episodio isolato ma piuttosto la tendenza ad avere crisi di colica renale".

"Meno male, ci sarebbe mancata anche questa! Dopo che cos'altro mi sarei dovuto aspettare…" (Hypertension and kidneys:

Journal of Human Hypertension 2014; Renal autoregulation in health and disease: *Physiol Rev*, 2015; Role of the Renin-Angiotensin-Aldosterone System beyond Blood Pressure Regulation: *Int. J. Mol. Sci.* 2016)

CHE COSA DOBBIAMO RICORDARE

1. L'unità operativa renale è il *nefrone*. Un *gruppo di capillari* che si dipartono riforniti da una singola *arteriola afferente* e trasferiscono il sangue che li ha percorsi convergendo tutti assieme in una singola *arteriola efferente*. Sono tappezzati da cellule endoteliali particolari che si comportano come *un filtro* che lascia passare acqua, sali, glucosio, e tutta una serie di sostanze organiche ed inorganiche derivanti dal nostro metabolismo.

2. Tutto questo filtrato rappresenta il precursore dell'urina. Vengono trattenute molecole superiori ad una certa dimensione come le proteine.

3. Il filtrato del singolo nefrone viene raccolto in una struttura a forma di *capsula*, che accoglie i capillari. Questa capsula a sua volta dà origine al *tubulo renale*, che va a collocarsi, attorcigliandosi, attorno al nefrone per poi proseguire a sua volta in un *tubulo* che si distanzia da esso per confluire dopo essersi accompagnato a numerosi altri originati da differenti nefroni in un *collettore* e via così fino al bacinetto renale da dove origina l'uretere che porta il filtrato finale alla vescica.

4. Il tubulo che prende origine dalla capsula è composto da cellule che provvedono a trattenere le sostanze filtrate di piccole dimensioni ma devono essere invece conservate nel

nostro corpo per il suo buon funzionamento: calcio, glucosio, e poi sali minerali come appunto il sodio.

5. Governare il riassorbimento del sodio consente di controllare il livello dei volumi circolanti. Ma non solo, infatti, avviene con un meccanismo che permette di gestire allo stesso tempo la quantità di acidi dell'organismo garantendo la correttezza dell' *equilibrio acido-base*, scegliendo che cosa scambiare con il sodio a livello del tubulo nella fase di riassorbimento.

6. Un attore principale in tale meccanismo è l'aldosterone, ormone prodotto dalle surrenali.

7. L'ipertensione danneggia il microcircolo dei nefroni compromettendo la loro capacità di depurare l'organismo dalle scorie metaboliche.

8. In caso di restringimento (stenosi) dell'arteria che irrora il rene si può innescare una catena di reazioni che inducono una forma particolare di ipertensione.

Cap. 8 - IPERTENSIONE: CONSAPEVOLEZZA E TRATTAMENTO

"Abbiamo già detto che l'ipertensione arteriosa è un potente fattore di rischio per lo sviluppo di tutta una serie di patologie che investono vasi, cervello, cuore, reni per citare gli organi più rilevanti nella definizione di tutta una serie di sindromi cliniche: dall'ictus all'infarto miocardico, all'insufficienza renale. E tutto questo non è da considerare solamente alla luce di quelle che saranno le inevitabili sequele di salute per la persona, ma dobbiamo entrare in un'ottica di più ampio respiro e pensare anche alle ripercussioni economiche ed assistenziali che vanno a ricadere sulla famiglia del Paziente oltre che, è inutile nascondercelo, in maniera sostanziale sul Sistema Sanitario.

Pensa che nonostante tutto quello di cui fino ad ora abbiamo discusso perfino nelle comunità più avanzate si riscontrano ancora elevate percentuali di soggetti con ipertensione non controllata per non dire della quantità di persone che non sono a conoscenza del loro stato di ipertesi.

Secondo il Ministero della Sanità, a soffrire di ipertensione si stima che siano circa 15 milioni di Italiani, ma che solo circa la metà di essi ne sia consapevole. Di questi ultimi, tra l'altro, solo la metà raggiungerebbe valori di pressione che la possono far considerare controllata adeguatamente!

Per di più recenti studi anglosassoni hanno posto in evidenza che negli Stati Uniti il 30% di adulti con più di 18 anni sono affetti da ipertensione e, ciò nonostante, quasi la metà non sono consapevoli del loro stato e, come non bastasse, di quelli trattati oltre la metà non sono adeguatamente controllati. Inoltre per quanto ormai sia stata ampiamente stabilita l'importanza della diagnosi precoce per poter prevenire le complicazioni cardiovascolari e nonostante che le classi di età più giovani siano più versate allo scambio di informazioni, ai dibattiti anche tramite il web, e forti frequentatori dei siti social, è stato rilevato che nel gruppo di età fra 18 e 40 anni la consapevolezza del problema ipertensione è significativamente inferiore rispetto alle classi di età più avanzate ed inoltre sempre nello stesso gruppo più giovane è meno rappresentato il gruppo di coloro che sono in terapia per l'ipertensione rispetto ai soggetti più avanti d'età."

"Sembrerebbe impossibile! Eppure, chissà, probabilmente entrano in gioco problemi e preoccupazioni tipiche delle età più giovani. I giovani, in un certo senso per loro fortuna, hanno di solito meno bisogno di una visita medica. Per contro, avanzando l'età bisogna considerare che spesso insorgono altri motivi per i quali una persona debba consultare il Medico e quindi essere più facilmente sottoposto a misurazione della pressione e diagnosticato iperteso nel caso i valori lo indichino."

"Hai perfettamente ragione Ernesto! Dimostri di essere saggio! Consideriamo pertanto a quali valori ci si deve confrontare per esprimere la diagnosi di ipertensione arteriosa. Fino a non molti anni fa era presente uno spartiacque: 140/90 mmHg al di sotto normale, al di sopra ipertensione. In seguito, specialmente dopo l'elaborazione di ampi studi di popolazione, si sono fatte delle considerazioni per valorizzare non solo il dato immediato ma anche le potenzialità dei valori misurati alla luce dell'evoluzione clinica riscontrata nei soggetti con determinate classi di valori pressori.

Gli ultimi aggiornamenti del giugno 2020 della *Società Internazionale dell'Ipertensione* hanno stabilito che si considera *normale* la pressione fino a 130 mmHg di sistolica e fino a 85 mmHg di diastolica. È stata poi introdotta la categoria *normale-alta* (sistolica compresa fra 130 e 139 mmHg oppure diastolica fra 85 e 89 mmHg) per significare che pur essendo al di sotto dei fatidici 140/90 mmHg gli studi di popolazione hanno dimostrato una significativa diversità per quanto riguarda il rischio cardiovascolare in questo gruppo rispetto alle persone con valori nella categoria ora definita *normale*."

"Perbacco questo è un dato molto importante! Inoltre mi par di capire che con i valori al di sopra siamo nell'ambito dell'ipertensione. Giusto?"

"Esatto! E questa, a sua volta, viene suddivisa in *ipertensione di grado 1* (quando la pressione sistolica è compresa fra 140 e 159 mmHg oppure la diastolica fra 90 e 99 mmHg) ed *ipertensione di grado 2* (se la pressione sistolica è di 160 mmHg o maggiore, oppure la diastolica di 100 mmHg o ancor di più). La differenza si basa sostanzialmente sull'entità del rischio cardiovascolare in assenza di altri fattori di rischio concomitanti oppure nel caso di associazione con uno o più d'uno di essi.

Detto questo dobbiamo affrontare per chiarezza due altri problemi. Per primo come si deve misurare in maniera corretta la pressione arteriosa. Secondariamente, una volta stabilito che i valori di pressione non sono corretti, che cosa si deve fare?"

"Sono proprio curioso si sentire qual è la maniera corretta di misurare la pressione. Mia moglie, infatti, dopo quello che mi ha detto il Medico è corsa in negozio per acquistare un apparecchio per la misurazione da usare in casa ..."

"Ha fatto una scelta molto ragionevole! Tieni presente che i valori di pressione arteriosa misurati a casa propria, dando ovviamente per scontato che la misura sia eseguita in maniera corretta, sono tenuti in grande considerazione per verificare l'effettivo regime di pressione. Ma, tornando a noi, qual è la maniera per eseguire una misurazione corretta?

In primo luogo l'ambiente deve essere tranquillo e confortevole. La persona non deve aver fumato, bevuto caffè, o bevande contenenti caffeina, oppure eseguito attività fisica nella mezz'ora precedente. Non deve avere bisogno di urinare e bisogna che resti seduto, rilassato, per almeno 3 - 5 minuti. Tieni ben presente che devono stare in silenzio tutti i presenti nella stanza come pure ovviamente la persona da esaminare, che deve trovarsi in posizione seduta con la schiena appoggiata comodamente, con il braccio della misurazione adagiato su di un appoggio sollevato a livello dell'atrio cardiaco, le gambe non devono essere incrociate ed i piedi devono stare ben appoggiati a terra e rilassati.

Sarà da usare uno strumento che sia stato validato per comprovarne l'affidabilità: o elettronico oscillometrico oppure uno sfigmomanometro aneroide. Una cosa estremamente importante ma che non di rado vedo che viene trascurata riguarda il bracciale. Esso, infatti, dovrà essere adeguatamente rapportato alla circonferenza del braccio tenendo conto che, per motivi fisici, bracciali sottodimensionati forniranno valori di pressione più elevati, e al contrario, bracciali sovradimensionati forniranno valori pressori più bassi. Mi sono capitati ancora pazienti che giungono preoccupati perché la pressione è troppo alta, ma una volta indagato bene, si scopre che hanno braccia molto muscolose oppure, cosa più frequente, sono obesi e utilizzano un bracciale adatto per una persona dalla taglia normale!" (Fig. 27).

"Il negoziante dove si è recata mia moglie ha voluto che prima di darle lo strumento si presentasse con il valore della circonferenza del mio braccio…"

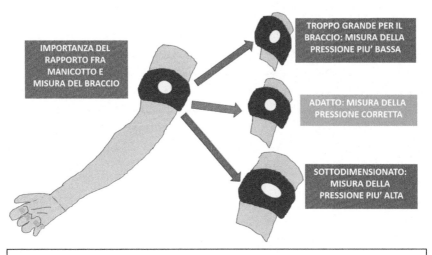

Fig. 27 – Rapporto fra dimensioni del bracciale e circonferenza del braccio ed effetto sui valori pressori misurati.

"È stato scrupoloso! Ma adesso vediamo come si procede nella misurazione. Il metodo auscultatorio prevede di appoggiare lo stetoscopio alla piega del gomito, tenendolo ben fermo - ma attento senza infilarlo sotto il bracciale - per auscultare i toni del polso pressorio: si farà riferimento al primo tono percepito lasciando sgonfiare lentamente il bracciale come indicativo della pressione sistolica e al quinto tono quando se ne avverte un rapido calo o la scomparsa come indicativo della pressione diastolica (Fig. 28).

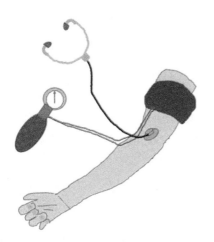

Fig. 28 – Misurazione della pressione con uno sfigmomanometro aneroide e descrizione della corrispondenza fra toni percepiti e valori pressori.

ALL'AUSCULTAZIONE MENTRE SI SGONFIA LENTAMENTE IL MANICOTTO (2 mmHg al secondo)	
1° TONO	PRESSIONE SISTOLICA
5° TONO	PRESSIONE DIASTOLICA

In occasione della visita saranno da effettuare tre misurazioni consecutive ad almeno un minuto di distanza l'una dall'altra e si dovrà calcolare la media delle ultime due misurazioni. Se la pressione risulta inferiore a 130/85 mmHg non sono necessarie ulteriori valutazioni. Una pressione invece che dopo due o tre controlli in diversi accessi all'ambulatorio risulta 140/90 mmHg o superiore consente di porre diagnosi di ipertensione."

"Bene, mi sembra abbastanza chiaro, dunque, come ci si deve comportare..."

"Sì, ma devo dirti di una raccomandazione di carattere generale: la prima volta che si vede una persona e gli si controlla la pressione è importante farlo a tutte e due le braccia!"

"O bella, questa poi. Vuoi farmi credere che la pressione del sangue abbia preferenze di destra o di sinistra?"

"No assolutamente! E per farti capire a che cosa voglio fare riferimento ti racconto un episodio accadutomi tanti anni fa. Mi si presenta un signore che vedo per la prima volta, si era appena trasferito da un'altra città. Si lamenta di soffrire da molto tempo di frequenti giramenti di testa spesso accompagnati da cefalea. Mi racconta che il suo Medico di prima lo faceva sedere vicino al lettino e poi prendeva l'apparecchio e gli misurava la pressione. Trovando sempre un valore molto basso (mi ha parlato di 100/55 mmHg) gli aveva diagnosticato sintomi legati a bassa pressione e gli aveva prescritto delle gocce di un tonico che talora viene impiegato appunto nelle situazioni di pressione bassa costituzionale. Ti viene in mente qualcosa Ernesto?"

"Senti un po', a me i disturbi riferiti da quel signore hanno fatto tornare alla mente la mia storia! Con la differenza però che io sono risultato iperteso …"

"Infatti! Sai come ho risolto il caso? Semplicemente *applicando il metodo correttamente* ovvero con l'attenzione a misurare la pressione ad entrambe le braccia dato che era una persona che vedevo per la prima volta. Non ti dico la meraviglia di quel signore, ma ti confesso molto meno mia, quando al braccio destro rilevai la solita 100/55 mmHg ma al sinistro 180/110 mmHg! Era in realtà un iperteso da molto tempo e poiché per un danno vascolare da placca o perché soffriva anche in precedenza per qualche difetto costituzionale aveva un'ostruzione a livello dell'arteria che porta il sangue al braccio destro, da quel lato la circolazione era molto ridotta. La misurazione gli veniva effettuata sempre e solamente da quel lato per motivi di comodità legati alla posizione della seggiola del Paziente rispetto al lettino nell'ambulatorio del suo vecchio Medico, per cui sempre, a tutti, in quell'ambulatorio si misurava la pressione solo al braccio destro! Pensa che la differenza fra le due braccia si poteva apprezzare anche solamente palpandogli il polso allo stesso tempo da ambedue i lati."

"Sono senza parole…quel signore è andato avanti per chissà quanto tempo con la convinzione che i suoi disturbi fossero dovuti alla pressione bassa ma in realtà era iperteso! No comment! Mi sto rendendo conto di quanto anche la correttezza della procedura sia importante! Possiamo anche dire che gli è andata bene…"

"Esatto Ernesto! Vedi, è comune che fra le due braccia ci possa essere una differenza, considera tra l'altro che la misurazione non è contemporanea …ma questa non supera mai i 10 mmHg. Se si riscontra una differenza di 20 mmHg o superiore bisogna prevedere l'esecuzione di accertamenti per capire la causa precisa della differenza.

Restando nel campo della misurazione dei valori pressori c'è un'altra modalità che merita di essere rammentata: la misurazione della pressione con il Paziente in piedi sull'attenti, in quello che tecnicamente si definisce *ortostatismo*. Questa valutazione ha un duplice significato ed un grande valore. Nel caso di un soggetto nel quale si rilevino con le consuete modalità di misurazione *valori ai limiti* può aiutarci a svelare un'ipertensione misconosciuta in quanto di solito mentre nella persona con pressione normale il passaggio alla posizione eretta determina un lieve ma misurabile calo della pressione (al massimo 10 mmHg della sistolica e 5 mmHg della diastolica), nell'iperteso, anche lieve, il comportamento della diastolica tende ad essere l'opposto come testimonianza di un maggior tono delle resistenze periferiche.

Altra condizione nella quale si dimostra importante la misurazione in ortostatismo è nel soggetto iperteso già in trattamento, magari con più farmaci e soprattutto se anziano. Devi considerare che questa è una delle metodiche che ci consentono di prevenire situazioni di rischio scoprendo se per il regime terapeutico in atto, oppure per particolari condizioni intercorrenti (disidratazione perché è capitato un episodio di diarrea, oppure nel caso di temperature estive elevate che determinano una abbondante sudorazione, …) il nostro Paziente corre il rischio di andare incontro ad episodi di abbassamento importante della pressione quali tipicamente si possono verificare levandosi dal letto o alzandosi in fretta dalla sedia o ancora restando fermi in piedi per un periodo un po' prolungato. Si evitano così complicazioni gravi come le cadute sempre in agguato in certi gruppi di anziani specialmente se sono anche diabetici. Infatti non dimentichiamo che il danno alle vie nervose indotto dal diabete determina una scarsa risposta di quelle fibre nervose deputate al controllo del tono vasale..."

"Ti ricordi mia nonna, per correre ad aprire la porta mentre stava seduta a sferruzzare, si alzò in fretta ma dopo pochi passi crollò a terra e si procurò la frattura del femore ..."

"Purtroppo non sono eventi rari, specialmente negli anziani! Ma torniamo a noi! Abbiamo rilevato in una persona valori pressori superiori alla norma. Come ci dobbiamo comportare? In pratica si seguirà quanto suggerito dai livelli pressori rilevati. Se siamo di fronte ad una persona con pressione *normale* (<135/85 mmHg) possiamo stabilire esclusivamente un follow-up e programmare un controllo a tre anni oppure entro l'anno se coesistono altri fattori di rischio. Nel caso invece che si siano rilevati valori di pressione sistolica fra 135 e 159 mmHg, e di diastolica fra 85 e 99 mmHg, il discorso è diverso. Sarà bene cercare di convincere il Paziente ad eseguire regolari misurazioni a domicilio al fine di escludere due situazioni: la prima è ormai nota penso a tutti dato che se ne sente parlare spesso, ovvero la cosiddetta *ipertensione da camice bianco*. I valori pressori in queste persone sono influenzati dallo stress causato dalla visita. L'altra, in un certo senso agli antipodi, fa riferimento ad una persona che presenta valori pressori più contenuti, probabilmente per la condizione di tranquillità o di protezione che rappresenta l'ambulatorio medico, durante la visita ma sensibilmente più elevati durante la vita di tutti i giorni. È la cosiddetta *ipertensione mascherata*. Con le misurazioni a domicilio si potrà giungere ad una conclusione in merito alla presenza o meno di una effettiva ipertensione arteriosa.

Nel caso, infine, che si rilevino valori di 160/100 mmHg e oltre, il Paziente deve essere preso in carico e inquadrato in maniera precisa. La diagnosi comunque sarà basata su di una singola valutazione ambulatoriale nel caso i valori riscontrati siano rilevanti (180/110 mmHg o superiori) o siano emersi elementi suggestivi di danno d'organo, negli altri casi sarà bene riservarsi sempre una verifica dei valori a distanza di pochi giorni o di una o due settimane a seconda del livello pressorio riscontrato e della condizione clinica della persona."

"Scommetto che la prima cosa da valutare ancora una volta è la familiarità ..."

"Propriamente, non solo *familiarità per ipertensione* ma anche *familiarità per patologie cardiovascolari*: infarti, paralisi, morti improvvise. Per quanto riguarda l'ipertensione si dovrà considerare da quanto tempo è nota, che valori pressori venivano rilevati in precedenza, se il Paziente assume *farmaci per l'ipertensione* e con particolare attenzione se assume anche altri farmaci, di qualunque tipo essi siano, anche farmaci da banco cioè di libera vendita. Antiinfiammatori ed antidolorifici in primo luogo! Nel caso assuma già terapie per l'ipertensione, valutare di che livello è la sua adesione alla terapia.

Classificazione dell'ipertensione in base alle misurazioni ambulatoriali			
Categoria	Sistolica (mmHg)		Diastolica (mmHg)
Normale	<130	e	<85
Normale-alta	130-139	e/o	85-89
Ipertensione di Grado 1	140-159	e/o	90-99
Ipertensione di Grado 2	≥160	e/o	≥100

2020 International Society of Hypertension global hypertension practice guidelines. J Hypertens 2020; 38:982–1004

Classificazione dell'ipertensione in base alle misurazioni ambulatoriali, del monitoraggio/24h (ABPM), domiciliari		
Categoria	**(mmHg)**	**Sistolica/Diastolica (mmHg)**
Ambulatoriale		≥140 *e/o* ≥90
ABPM	media delle 24 ore	≥130 *e/o* ≥80
	valori diurni (veglia)	≥135 *e/o* ≥85
	valori notturni	≥120 *e/o* ≥70
Domiciliare		≥135 *e/o* ≥85

2020 International Society of Hypertension global hypertension practice guidelines. J Hypertens 2020; 38:982–1004

Nelle donne sarà da indagare l'eventuale insorgenza di ipertensione con l'uso di estroprogestinici oppure in corso di precedenti gravidanze.

Considerando poi quanto l'ipertensione *vada a braccetto* con i fattori di rischio generali per patologie cardiovascolari sarà importante indagare la presenza nel Paziente o nei familiari di diabete, ipercolesterolemia, malattie croniche renali, tabagismo, livelli di introito alcolico, livelli di attività fisica, sovrappeso, abitudini dietetiche, ...   (Fig. 29).

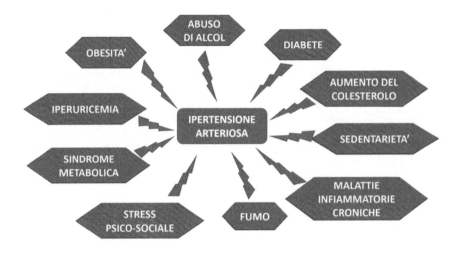

Fig. 29 – Ipertensione e fattori di rischio.

Si dovrà valutare la presenza di segni e/o sintomi che suggeriscano ipertensione ed eventualmente la coesistenza di altre patologie: oppressione toracica, mancanza di respiro per attività consuete, palpitazioni, dolori ai muscoli delle gambe durante la marcia, edemi alle caviglie, mal di testa, disturbi visivi, vertigini, esigenza di minzioni notturne…tanto per citare i più comuni."

"Un'analisi, dunque, molto estesa di tutti i possibili ambiti dove l'ipertensione non trattata potrebbe esercitare la sua azione di danno…"

"Proprio così! Inoltre, non dobbiamo dimenticare che talora l'ipertensione è secondaria a diverse altre malattie. Pertanto, sarà necessario indagare anche in tal senso cercando elementi che possano indurre ad approfondire una precisa via di diagnosi.

Per esempio crampi muscolari, episodi aritmici, crisi di insufficienza cardiaca, sudorazioni, tremori, palpitazioni, cefalea ricorrente, russamento notturno, crisi di sonnolenza diurne, sono le più comuni situazioni che devono far prendere in considerazione una genesi secondaria dell'ipertensione. Le malattie specifiche le valuteremo parlando delle ipertensioni secondarie.

Sarà bene anche provvedere alla prescrizione di alcuni esami di laboratorio. Essenzialmente per valutare la funzione renale (creatinina e creatinina clearance un esame che consente di avere una stima della capacità filtrante dei reni, esame dell'urina) ed inoltre sodio, potassio, cloro, glicemia, assetto lipidico. Sarà da programmare pure un elettrocardiogramma."

"Proprio come mi ha prescritto il mio Medico!"

"Esattamente! Poi la serie di esami può accrescersi nel caso che dalla storia del Paziente emergano elementi suggestivi di danno d'organo possibilmente legato all'ipertensione: ecocardiogramma, ecografia addominale e renale ed eventuale approfondimento mediante risonanza magnetica nucleare, ecocolordoppler dei vasi del collo, ed ancora TAC o RMN dell'encefalo, esame del fondo dell'occhio. Altri esami poi potranno essere richiesti per situazioni particolari delle quali più avanti potremo parlare.

Stabilito questo una cosa è importantissima da tenere presente: il rischio cardiovascolare aumenta con l'aumento dei valori pressori ma a parità di valori pressori, più elevato è il numero di fattori di rischio concomitanti ancor maggiore sarà il grado di rischio cardiovascolare. In particolare sarà da considerare che il riscontro di un danno d'organo oppure la coesistenza di diabete fa automaticamente salire il livello di rischio al massimo livello a prescindere da quale sia il grado di ipertensione."

"Giunti a questo punto come ci si comporta con il Paziente? Si inizia una terapia o si attendono altri elementi?"

"Beh, innanzi tutto dobbiamo considerare che sarà fondamentale raccomandare cambiamenti dello stile di vita che rappresentano il primo approccio nei soggetti con valori *normali-alti* ma saranno sempre importanti anche in tutte le condizioni di ipertensione stabilizzata ed andranno ad influire favorevolmente sia sulla pressione che sugli altri fattori di rischio che spesso la accompagnano.

Una volta diagnosticata l'ipertensione sarà da intraprendere eventualmente anche un trattamento farmacologico."

"Paolo, hai fatto riferimento spesso al termine *danno d'organo* intuitivamente mi pare di capire ma avrei piacere se fossi un po' più chiaro..."

"Certamente. Con quell'espressione si fa riferimento alla compromissione di un determinato organo del nostro corpo, danno che tende ad avere con l'ipertensione arteriosa peculiari relazioni di tipo causale. Considera anche tu quello di cui in precedenza abbiamo parlato. Il *cervello* che può richiamare l'attenzione in caso di ictus o per manifestazioni meno gravi ma pur sempre da considerare in maniera sfavorevole come gli *attacchi ischemici transitori*. Questi sono eventi nei quali la sofferenza dei neuroni è limitata sia come estensione che come durata, spesso causati dal sopraggiungere di aggregati piastrinici – ricordi vero di che cosa si tratta, la sofferenza dell'endotelio o la presenza di una placca ateromasica, quindi la perdita di azione antiaggregante da prostaciclina, e infine la formazione di aggregati piastrinici, eccetera, eccetera? – che vanno ad ostruire come veri e propri tappi le diramazioni più periferiche del circolo cerebrale. Per fortuna che molto spesso si può avere il ripristino di una circolazione sufficiente a scongiurare danni severi e stabili. Ecco da che cosa deriva il loro nome *transitori*."

"In pratica *piccole scorie* che vanno ad occludere uno di quei piccoli vasi che mi raccontavi essere individualmente gli apportatori di ossigeno e nutrimento agli *ultimi campi di riso,* come li avevi definiti tu..."

"Ma bravo Ernesto sei attentissimo, mi complimento con te perché mi fai capire che la chiacchierata è abbastanza interessante"

"Ma vuoi scherzare! Dai, dai, va avanti!"

"In quei casi, al di là che la sintomatologia sia rapidamente in regressione, sono individuabili danni precoci con la risonanza magnetica nucleare la quale permette di identificare microemorragie, microinfarti, lesioni delle zone ove risiedono i fasci di collegamento.

Passando poi al *cuore* con l'ecocardiogramma si possono studiarne le dimensioni e i caratteri delle fasi di contrazione e rilasciamento – ricordi la disfunzione diastolica? - Il *rene* studiando la sua funzione mediante esami di laboratorio e la morfologia in prima battuta con l'ecografia. Le *arterie* che si indagano in tre sedi abitualmente: le carotidi per misurare lo *spessore medio-intimale*, un parametro assai significativo del danno causato dall'ipertensione e dagli altri fattori di rischio, in primo luogo l'aumento di grassi nel sangue. A livello delle carotidi, con l'ecodoppler, inoltre sarà importante verificare l'eventuale presenza di lesioni ateromasiche che riducano il lume vasale. Pensa che un vecchio modo di dire, diffuso fra chi esegue abitualmente ecodoppler ai vasi del collo, ci avverte che, come si trovano le carotidi, così saranno le coronarie. Non so se mi spiego! Le arterie si studiano poi a livello dell'addome per valutare l'aorta, e le sue principali diramazioni, sia per misurarne il calibro che per ricercare la presenza di accrezioni ateromasiche di parete; poi le arterie periferiche degli arti inferiori valutandone la pervietà andando a misurare il rapporto fra pressione sistolica al braccio e pressione sistolica a livello tibiale. Talora, soprattutto in centri specializzati, si può eseguire un'indagine molto indicativa del grado di rigidità della parete arteriosa e di tutto quello che essa comporta. Ricordi quando ne abbiamo parlato? Si tratta dello *studio della velocità di scorrimento dell'onda pressoria* che si può misurare impiegando particolari strumenti che analizzano il ritardo del tempo di conduzione del polso pressorio fra arteria carotide e arteria femorale. È utile per studiare le alterazioni che vengono indotte dai fattori di rischio, e dall'ipertensione in particolare, e si traducono in aumento della rigidità di parete.

Infine il *fondo dell'occhio*, mediante l'oftalmoscopio dopo aver dilatato la pupilla, rappresenta la zona del corpo esplorabile in cui è possibile avere una testimonianza diretta del danno al microcircolo."

"Interessantissimo Paolo! Ma senti qua, prima hai fatto riferimento al fatto che si devono indagare con precisione tutti i farmaci che una persona sta assumendo. Vuoi dire che ci sono farmaci che possono far aumentare la pressione ?"

"Assolutamente sì! Ed alcuni sono di quelli di uso molto comune. Pensa a quando ti viene il mal di schiena o il mal di denti, che cosa fai? Assumi un antiinfiammatorio che ha pure azione antidolorifica. Bene tutti questi sono farmaci noti soprattutto per i disturbi che possono causare allo stomaco, quale più e quale meno, ma un altro aspetto del loro meccanismo d'azione che richiede particolare attenzione, è che possono far aumentare la pressione arteriosa."

"O bella, e come mai?"

"Perché la loro attività comporta l'inibizione della produzione di quelle sostanze che avevamo ricordato prima, derivate dall'acido arachidonico, le prostaglandine. Però sono aspecifici nella maggior parte dei casi e non fanno differenza fra quelle che intervengono nel sostenere infiammazione e dolore rispetto a quelle che sono dedicate alla dilatazione delle arterie o a mantenere una adeguata irrorazione dei reni per consentire loro di eliminare il sodio e le scorie metaboliche in maniera corretta.

Ma comunque non è un problema solo degli antiinfiammatori: dobbiamo ricordare alcuni tipi di antidepressivi, di pillole estroprogestiniche e poi i cortisonici, ed altri farmaci di impiego in malattie molto particolari. Senza dimenticare anche abitudini voluttuarie con sostanze ad azione vasocostrittrice come la nicotina contenuta nel tabacco da fumo. Oggi però non si deve scordare anche la possibilità che un Paziente faccia uso a scopo voluttuario di sostanze ad azione cosiddetta adrenergica ovvero che mimano l'adrenalina, il nostro ormone dello stress, quali pseudoefedrina, amfetamine o cocaina."

"Se penso a tutte le volte che si assume un antidolorifico… e spesso con una certa dose di superficialità…"

"Pensa, inoltre, a una cosa che senza dubbio non avresti mai immaginato. Sai che ci sono persone che diventano ipertese facendo uso di innocenti caramelle alla liquirizia? E sai perché? Una sostanza contenuta in quel derivato vegetale riesce, in soggetti predisposti, a modificare il sistema di inattivazione dell'ormone cortisolo consentendo un suo accumulo e il manifestarsi di sue azioni collaterali simili a quelle dell'aldosterone di cui si era parlato, ricordi?"

"Beh penso che qualche caramella alla liquirizia non faccia male…"

"Certo anche se fossi predisposto ci vorrebbe comunque una discreta assunzione, ma la scoperta di questa azione da parte di un prodotto tanto comune anni fa fece scalpore!

Ma veniamo ora al trattamento. Abbiamo detto dell'importanza di modificare lo stile di vita. Non si deve tra l'altro dimenticare che ogni persona è inserita nel proprio ambiente per cui variazioni nei rapporti interpersonali specialmente sul lavoro o nel nucleo familiare determinano stress e di conseguenza possono influenzare l'equilibrio dei valori pressori. Così come d'altro canto le variazioni stagionali: è noto che ipertesi lievi, abitualmente controllati bene con un solo farmaco, durante la fase estiva con il gran caldo non di rado possono ridurre notevolmente la dose della medicina per un certo periodo. L'importante, anche in questo caso, è la necessità di far eseguire regolari controlli dei valori pressori con misurazioni a domicilio dopo aver adeguatamente educato il Paziente, o un suo familiare, che le registrino su di un'agendina e periodicamente li presentino al proprio Medico! Io valorizzo molto la posta elettronica per questo tipo di contatti Medico-Paziente!

Assodata l'importanza dei consigli legati allo stile di vita essenziali nei soggetti con la cosiddetta *pressione normale-alta*, sarà da considerare un trattamento farmacologico secondo precisi criteri."

"Ecco! Volevo proprio sentirti parlare di questo!"

"Negli *ipertesi di grado 1* (ricordi? quelli con sistolica 140-159 mmHg, o diastolica 90-99 mmHg) se presentano *rischio cardiovascolare di alto grado o diabete oppure hanno già evidenze di danno d'organo*, si deve iniziare subito una terapia farmacologica. Se invece il *rischio cardiovascolare è di grado basso o medio*, non vi sono elementi che dimostrino danno d'organo e non sono diabetici, si può provvedere ad un'azione più incisiva sul controllo dei fattori di rischio e sulle modifiche dello stile di vita per tre-sei mesi e solo in seguito, nel caso di inefficacia di tali interventi, iniziare uno schema farmacologico (Fig. 30).

Nel caso dei soggetti con *ipertensione di grado 2* (quelli con sistolica 160 mmHg od oltre, o diastolica 100 mmHg o più) si inizia subito con la terapia farmacologica!"

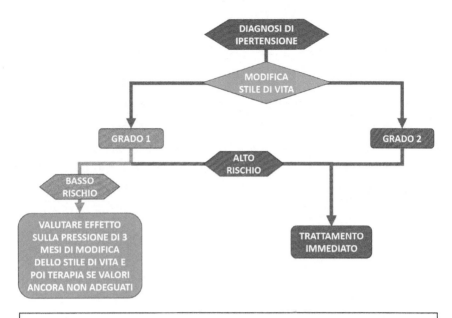

Fig. 30 – Diagramma del processo terapeutico negli ipertesi. Fonte: *2020 International Society of Hypertension global hypertension practice guidelines.* J Hypertens 2020; 38:982–1004

"Molto chiaro! Ma fino a che livello dobbiamo arrivare con la terapia?"

"Giusto! Entro tre mesi dall'inizio della terapia è auspicabile un calo pressorio di almeno 20 mmHg per la sistolica e 10 mmHg per la diastolica, e possibilmente raggiungere i 140/90 mmHg.

In pratica nei soggetti con meno di 65 anni l'ideale sarebbe ridurre a meno di 130/80 mmHg se ben tollerata ma non al di sotto di 120/70 mmHg.

Nei soggetti con oltre 65 anni l'ideale da raggiungere sarebbe addirittura inferiore a 140/90 mmHg, ma comunque in ogni caso il valore pressorio sarà da adeguare alle caratteristiche cliniche generali della persona. In particolare negli ultraottantenni o in chi per vari motivi tende ad avere facilità alle cadute. Questa raccomandazione ha ancor più valore per i diabetici con i loro problemi di scarso controllo nervoso del circolo."

"Ti ho detto che cosa mi ha prescritto il mio Medico, secondo te è stata una scelta corretta? Ci sono alternative?"

"Sì, il farmaco che ti ha prescritto è una scelta corretta, d'altro canto il programma di prescrizione farmacologica nell'iperteso procede per gradini successivi. Posto il valore della *terapia unica* con un singolo farmaco in fase iniziale, successivamente a seconda della risposta clinica o fin dall'inizio in ragione dell'entità dei livelli pressori, si passa ad una *associazione fra due farmaci* con diverso meccanismo d'azione ciascuno a bassa dose, al gradino successivo i due farmaci sono prescritti a dose piena, più oltre ancora si considera una *associazione triplice* fra tre farmaci con diversi meccanismi d'azione uno dei quali sarà un diuretico. Nel caso, infine, di cosiddette forme di *ipertensione resistente*, della quale mi riservo di parlarti più avanti, alla triplice si associano anche altre molecole ad azione antiipertensiva che non entrano di regola negli schemi di somministrazione dei gradi precedenti."

"Bene, stabilito come si procede nella somministrazione della terapia, quali sono le categorie di farmaci che vengono impiegate in questi Pazienti? In quelli come me in pratica..."

"Certo, ci arriviamo subito. I farmaci abitualmente impiegati sono molecole appartenenti a diverse classi. Una prima classe agisce sul *sistema renina-angiotensina*. Hanno azione inibitoria sull'ACE, l'enzima di conversione dell'angiotensina, riducendo la produzione di angiotensina II, oppure ne antagonizzano i recettori con lo scopo sia in un modo che nell'altro di bloccare le sue molteplici attività proipertensive.

Una seconda classe, quella dei *calcioantagonisti*, svolge il suo ruolo impedendo l'azione del calcio quale elemento necessario per la contrazione delle cellule muscolari dei vasi arteriosi. Si ha così dilatazione arteriolare e calo della pressione. Ce ne sono di diversi tipi ma quelli che si usano prevalentemente nell'ipertensione appartengono alla famiglia delle diidropiridine.

Una terza classe a cui talora si ricorre è quella dei *diuretici*. In particolare i tiazidici hanno avuto alterne fortune: nei primi anni 2000 erano stati suggeriti come farmaci di primo impiego ma ora in effetti, dopo estese analisi di popolazioni di ipertesi sottoposti esclusivamente a tale terapia, sono stati collocati abitualmente come terzo componente della triplice associazione a causa di possibili effetti collaterali su vari aspetti del metabolismo come glicemia ed acido urico.

Non dobbiamo dimenticare comunque che nel bagaglio del Medico vi sono *altri farmaci* che agiscono abbassando i valori pressori, primi fra tutti i *betabloccanti*, molecole che antagonizzano uno specifico recettore per i mediatori adrenalina e noradrenalina, liberati dalle fibre del sistema nervoso per stimolare la contrazione vasale e la frequenza cardiaca. Tra le altre molecole abbiamo inibitori dell'attività dell'aldosterone, o ancora bloccanti di un diverso tipo di recettori (gli alfa) per i mediatori delle fibre nervose che vanno ai vasi; e poi la clonidina, ed altri tipi ancora di molecole. Te li cito per dovere di cronaca, ma trattare di essi andrebbe oltre i limiti della nostra chiacchierata. Tieni presente però che i betabloccanti oppure gli inibitori dell'attività dell'aldosterone possono rappresentare una scelta primaria in alcuni particolari Pazienti.

D'altro canto, come ti ricordi abbiamo detto più volte, affrontare la terapia dell'ipertensione non deve vederci ancorati esclusivamente alla pastiglia considerando che sia la sola ed unica soluzione del nostro problema! Dobbiamo entrare nell'ottica che si devono affrontare tutti gli aspetti della nostra vita che possono ad andare ad influire negativamente sul problema "pressione alta" ad iniziare dalla dieta, all'attività fisica, all'impegno per modificare il nostro stato di tensione ed imparare a controllare la non rara, ma spesso non compresa, condizione di ansia di fondo che pone in prima linea l'emergere del corredo nervoso ed ormonale che accompagnano lo stress. Penso che anche tu abbia sentito parlare di pratiche di rilassamento. In molte persone sono veramente utili sia perché consentono all'individuo di avere una nuova consapevolezza del proprio stato psicologico sia perché consentono di ottenere, come dire, il disinnesco di quelle situazioni di fondo che mantengono costantemente in tensione una persona anche al di là della sua percezione."

"Non so che cosa dire Paolo. Mi hai fatto venire il mal di testa con tutti questi discorsi. O che si tratti della mia ipertensione…?"(2020 International Society of Hypertension Global Hypertension Practice Guidelines: *Hypertension*. 2020; 2021 European Society of Hypertension practice guidelines for office and out-of-office blood pressure measurement: *J Hypertens*, 2021).

CHE COSA DOBBIAMO RICORDARE

1. Studi anglosassoni hanno posto in evidenza che il 30% di adulti con più di 18 anni sono ipertesi e, ciò nonostante, quasi la metà non ne sono consapevoli e di quelli trattati oltre la metà non sono adeguatamente controllati.

2. La Società Internazionale dell'Ipertensione nel giugno 2020 ha stabilito: *normale* la pressione fino a 130 mmHg di sistolica e fino a 85 mmHg di diastolica; *normale-alta* sistolica compresa fra 130 e 139 mmHg oppure diastolica fra 85 e 89 mmHg in quanto pur essendo al di sotto di 140/90 mmHg gli studi hanno dimostrato un significativo aumento del rischio cardiovascolare rispetto alle persone con valori *normali.*

3. Al di sopra abbiamo *ipertensione di grado 1* (sistolica compresa fra 140 e 159 mmHg oppure diastolica fra 90 e 99 mmHg) ed *ipertensione di grado 2* (sistolica 160 mmHg e oltre, oppure diastolica 100 mmHg e oltre). La differenza si basa sostanzialmente sull'entità del rischio cardiovascolare in assenza di fattori di rischio concomitanti oppure con l'associazione di uno o più d'uno di essi.

4. La misura della pressione deve seguire un metodo preciso e con attenzioni particolari soprattutto in una persona che si incontra per la prima volta.

5. Importante considerare l'ipertensione nel corteo dei vari fattori di rischio e valutarne il reciproco potenziamento

6. Sempre fare attenzione a sintomi e segni particolari che possono suggerire una ipertensione secondaria.

7. Stabilita la presenza di ipertensione si deve stabilire il migliore tipo di approccio terapeutico ponendo nella massima attenzione l'igiene di vita, e l'abbandono di tutte le abitudini note per essere negative soprattutto in un soggetto iperteso (fumo, sedentarietà, sovrappeso, abitudini voluttuarie, …).

8. Sarà quindi da valutare l'indicazione all'uso di una terapia farmacologica per l'ipertensione.

Cap. 9 - IPERTENSIONE ESSENZIALE E FORME SECONDARIE

"Ti ricordi Ernesto quando si era detto che la maggior parte dei soggetti ipertesi non riconosce una causa precisa? Si era parlato di *ipertensione essenziale* in quanto l'aumento dei valori pressori rappresenta il dato unico ed irrinunciabile, appunto *essenziale*, su cui si fonda la definizione diagnostica. Ma per precisione sarebbe da accludere pure il termine *idiopatica* con il quale si vuole spiegare che tale forma di ipertensione è senza una causa precisa. Dunque il 90% dei soggetti ipertesi è inquadrabile nel grande gruppo della *ipertensione essenziale idiopatica*.

Il restante 10%, le cosiddette forme di *ipertensione secondaria*, rappresentano spesso un cimento per il Medico che deve affrontare un Paziente per la prima volta ed inquadrarlo adeguatamente. Rappresenta inoltre un impegno diagnostico per il Medico che si trovi di fronte ad un caso di ipertensione resistente."

"Che cosa si deve fare per escludere che si sia di fronte ad una forma appunto secondaria?"

"Si devono ricercare con attenzione elementi clinici o laboratoristici che suggeriscano particolari patologie note per accompagnarsi ad ipertensione. Ti ricordi Ernesto quando abbiamo parlato dei reni? Abbiamo visto quanto le malattie dei reni possano essere alla base di forme di ipertensione che ne rappresentano solo una manifestazione circolatoria ma che poi, come un boomerang, contribuiscono ad aggravare il quadro generale. Le malattie, ad esempio, del rene come le infiammazioni (glomerulonefriti) dove si perde attività di filtro glomerulare. Altre forme *a carattere familiare* vengono considerate quali cause di ipertensione o perché si sa che il Paziente ne soffre, oppure per il fatto che il Paziente sa di casi ricorrenti di tali disturbi in famiglia. Diverso è il caso invece delle forme vascolari come la *stenosi dell'arteria renale*. Le prime si indagano soprattutto con esami di laboratorio che vanno a cercare a livello del sangue e dell'urina i segni della perdita di funzione dell'organo sia come riduzione della capacità di filtrazione che come dispersione di sostanze che abitualmente sono trattenute quali le proteine. Queste ultime come ti avevo detto, sono strutture di grandi dimensioni che però vengono perse nell'urina a causa della grave sofferenza del gruppo di capillari del glomerulo che se da un lato determina una perdita del potere di filtrazione dall'altro destruttura la compagine della parete dei capillari stessi permettendo il passaggio anche di elementi di grandi dimensioni."

"In pratica un colino che diventa più piccolo ma con i fori più grandi…"

"Proprio così Ernesto! Poi sarà utile inquadrare anche mediante ecografia le dimensioni dei reni e i loro caratteri strutturali per una migliore definizione. Diverso è il caso come ti avevo raccontato dell'ipertensione legata a stenosi dell'arteria renale. In quella situazione sarà fondamentale un'indagine ecodoppler per ricercare il sito e l'entità della stenosi e poter poi stabilire il migliore percorso terapeutico. Spesso oggi si risolve con la metodica radiologica che per via endovasale e facendo uso di un catetere particolare, uno strumento dotato sulla punta di un *palloncino cilindrico* gonfiabile, procede alla dilatazione del segmento di vaso ristretto e poi assicura l'esito posizionando quella che si sente definire spesso come una *rete espansibile* che mantiene disteso il lume vasale. Talora però è necessario l'intervento del chirurgo vascolare."

"A mio cognato, ti ho raccontato, che hanno fatto una analoga procedura alle coronarie!"

"Sì è una procedura ben collaudata e che dà risultati molto validi. Inoltre una cosa da tenere presente in un Paziente con ipertensione dovuta a stenosi dell'arteria renale è che ci si potrebbe trovare di fronte ad una condizione paradossa."

"Che intendi dire?"

"Ricordi quando si era detto che in questi Pazienti l'ipertensione è determinata dall'innesco del meccanismo renina-angiotensina I-angiotensina II? Bene potrebbe accadere che non sospettando all'inizio una genesi di questo tipo venga avviato un trattamento farmacologico con un ACE inibitore o un inibitore del recettore dell'angiotensina II. Il risultato quale sarà? Te lo dico io, sarà che all'improvviso viene tolto di mezzo il meccanismo fisiopatologico che sosteneva lo stato ipertensivo ed il filtrato renale con il risultato anche di un brusco calo di quest'ultimo e pertanto un peggioramento della funzione di filtro. Ecco perché è stata posta la raccomandazione di controllare sempre funzione renale, sodio e potassio ogni qual volta si prescrive per la prima volta un farmaco di quella categoria e questo specialmente nei soggetti più avanti con gli anni nei quali una stenosi di un'arteria renale potrebbe essere misconosciuta. Pensa che talora è possibile, mentre si visita il Paziente, apprezzare auscultando con lo stetoscopio un soffio a livello addominale nella sede del rene ove si colloca la stenosi."

"Senti Paolo, sbaglio, oppure avevi detto che si sarebbe parlato anche di una condizione in cui il responsabile è l'aldosterone di cui si era discusso in precedenza?"

"No, no, Ernesto, come il solito ricordi bene! L'*aldosterone* è un ormone prodotto dalle ghiandole surrenali, due strutture poste come un cappuccio sopra a ciascun rene. Interviene nell'azione di risparmio del sodio e come si comporta per ottenere questo? In pratica a livello del tubulo renale induce lo scambio di un atomo di sodio che si trova nel lume del tubulo ed è avviato all'eliminazione urinaria, con un atomo di potassio che si trova nella cellula del tubulo, oppure con un atomo di idrogeno, che invece verranno eliminati dall'organismo. Se in condizioni di fisiologica normalità questo è un grande risultato, diventa un grosso problema qualora ci si trovi di fronte a adenomi, in pratica tumori benigni, delle ghiandole surrenali che producono l'ormone in maniera autonoma senza alcun controllo e senza essere indotti da una di quelle situazioni che abitualmente provocano la sua liberazione. Ci si trova pertanto con un eccesso di aldosterone che prosegue indomito con la sua azione di risparmio sodico. Il risultato quale sarà: si avrà un aumento del sodio nell'organismo che si accompagna ad un aumento dei volumi circolanti, ovvero del *contenuto* rammenti? ma soprattutto verranno con il tempo a galla gli effetti legati alla carenza di potassio e alla perdita di idrogeno: debolezza muscolare, crampi muscolari, talora crisi di spasmo agli arti.

Per diagnosticarlo avremo a disposizione gli esami di laboratorio che dimostreranno in molti Pazienti bassi livelli di potassio e quella che si definisce *alcalosi* conseguente alla perdita di ioni idrogeno. Riprenderemo questo concetto parlando degli alimenti. Importante però è considerare che i meccanismi di compenso dell'organismo spesso tendono a tamponare comunque la carenza di potassio liberandolo dall'interno delle cellule dove si trova abbondante ed impedendo così di disporre di un chiaro dato di laboratorio. In quei casi vengono in aiuto altri esami particolari come il rapporto fra renina e aldosterone che sarà spropositatamente a favore di quest'ultimo, dato che la sua liberazione sarà autonoma e non indotta dal meccanismo fisiologico che è legato primariamente alla azione della renina (renina → angiotensina I → angiotensina II → aldosterone).

Per la diagnosi definitiva si potrà ricorrere ad indagini strumentali partendo anche in questo caso dall'ecografia per passare poi alla TAC e, nel caso, a procedure ultra-specialistiche come, ad esempio, andando a prelevare con un sondino venoso direttamente in loco la produzione delle ghiandole surrenali.

Queste ghiandole sono particolarmente importanti nella diagnostica delle ipertensioni secondarie ed infatti anche un'altra condizione legata sempre alle surrenali è quella che viene definita *ipercortisolismo* o *malattia di Cushing*. In questa situazione viene prodotto in eccesso l'ormone *cortisolo* che porta con sé una serie di problemi e sintomi paradigmatici. In primo luogo l'obesità tipicamente accentrata su torace ed addome e con la formazione di un accentuato accumulo di grasso sulla parte alta del dorso che viene definito a *gobba di bufalo*. L'azione dell'ormone poi degrada le strutture di sostegno degli strati cutanei con fragilità capillare e facilità agli stravasi ematici. All'addome e alle pieghe degli arti causerà la formazione di tipiche striature rossastre perché consentono di intravvedere il reticolo circolatorio del sottocute. Un comportamento del tutto diverso dalle strie che si riscontrano frequentemente in soggetti obesi nei quali appaiono pallide dello stesso colore della cute circostante."

"È vero anch'io ne ho qualcuna, residuo di quando avevo diversi chili in più."

"Già, inoltre questi soggetti presentano una tipica fisionomia al volto che è descritto come lunare, arrossato! Per la diagnosi anche in questo caso ci aiuterà il laboratorio con dosaggi ormonali basali e dopo vari tipi di test di inibizione e provocativi oltre alle indagini strumentali ecografiche o TAC o ancora di risonanza magnetica. In questo caso, infatti, la sintesi ormonale può essere primariamente di genesi surrenale oppure legata alla presenza di un adenoma in sede ipofisaria che produce in eccesso ACTH, la sostanza che governa e regola di norma la produzione di cortisolo dalle surrenali. Ma le ghiandole surrenali possono essere ancora responsabili di un'altra forma di ipertensione secondaria: il *feocromocitoma*. Una malattia legata alla produzione inappropriata di catecolamine, gli ormoni della risposta adrenergica allo stress, adrenalina e noradrenalina. I Pazienti in questo caso presenteranno gli effetti di tali sostanze e in ragione di come sarà la loro liberazione o continua o episodica, avranno principalmente sintomi cardiocircolatori come palpitazioni ed ipertensione, ma anche cefalea, sudorazioni, tremori. La diagnosi si basa sulla dimostrazione degli elevati livelli secreti di tali ormoni e sulla dimostrazione radiologica TAC o RMN di una massa in sede surrenale che però in questi casi sarà a livello della parte centrale della ghiandola.

In parte alcuni sintomi di questo tipo fanno parte del corteo sintomatologico anche di alcune forme di ipertensione collegate a patologia della *tiroide* per la diagnosi delle quali il laboratorio consentirà di valutare la funzione ghiandolare e l'ecografia ci presenterà la morfologia dell'organo per verificare la presenza di elementi strutturali suggestivi di iperfunzione."

"Mi pare di capire che le cause di ipertensione secondaria sono per lo più legate a malfunzionamento di ghiandole e ormoni, tranne i casi renali…"

"No questo è vero solo in parte. Ci resta infatti da considerare una forma poco comune legata ad un *difetto di sviluppo dell'aorta*. Questo determinerebbe in pratica a livello del tratto superiore dell'aorta un effetto assimilabile a quello che all'inizio della chiacchierata avevamo richiamato con l'esempio del tubo di gomma del giardino. Ti ricordi? Se questo venisse piegato o strizzato in un certo punto avremmo un aumento di pressione a monte ed un calo a valle. Ecco, in aorta a seguito di difetti di sviluppo che si collocano subito dopo l'origine del vaso che porta il sangue al braccio sinistro, si crea una situazione analoga di restringimento del lume vasale. Il Paziente avrà una pressione elevata quando misurata alle braccia, molto bassa se misurata alle gambe. La diagnosi impiega l'ecocardiogramma e le metodiche angiografiche.

Per finire una condizione legata al sovrappeso con le ripercussioni che esso determina quando il pannicolo adiposo si colloca abbondante anche al collo facilitando il russamento notturno. Queste persone spesso soffrono di quel fenomeno che si caratterizza per un progressivo decremento della dinamica respiratoria fino a quando la ventilazione si ferma per poco tempo per poi riprendere. Poiché il meccanismo viene ad essere facilitato dalla posizione distesa, è molto più frequente durante il riposo notturno. Questo determina un continuo susseguirsi di periodi di variazione della frequenza degli atti respiratori intervallati da pause durante le quali la persona non muove il torace. Si avrà una ciclica riduzione progressiva dei livelli di ossigenazione che permette di porre la diagnosi di *sindrome delle apnee ostruttive notturne* una volta documentata la desaturazione mediante una pulsossimetria: indagine che sfrutta la registrazione continua dei livelli di saturazione periferica di O_2 durante la notte mediante un rilevatore posizionato ad un polpastrello di un dito della mano.

I casi estremi di questa forma sono noti da tempo ed inquadrati nei casi più importanti, casi limite, nella cosiddetta sindrome di Pickwick: un soggetto che durante il periodo di veglia

---

Nota bene: Il cosiddetto *equilibrio acido-base* è il risultato dell'attività metabolica del nostro corpo che tende a mantenere all'interno delle cellule un livello di *ioni idrogeno* (H^+) adeguato a favorire l'ambiente ideale per le diverse reazioni chimiche del metabolismo che sono legate al consumo di alimenti e sfruttano l'ossigeno che respiriamo attraverso i polmoni e viene portato con la circolazione a tutte le cellule. Il risultato è la produzione di residui metabolici come *scorie acide* che, se non controllate, sarebbero in grado di aumentare il livello di H^+ dell'organismo (*acidosi*). Per tale motivo vengono eliminate massimamente attraverso il filtro dei reni.
Situazioni in cui l'idrogeno viene ad essere invece carente determinano la condizione opposta ovvero una prevalenza di ambiente basico (*alcalosi*).

diurna mentre sta classicamente leggendo o accudendo ad alcune attività, seduto, ad un certo punto si assopisce."

"Pickwick mi fa venire alla mente un romanzo di Dickens..."

"Hai ragione Ernesto! Appunto *Il circolo Pickwick* dove troviamo il corpulento e goloso cocchiere Joe che tende ad addormentarsi facilmente e di continuo, e ha fatto sì che alla sindrome caratterizzata da obesità ed apnee ostruttive notturne (OSAS), fosse dato l'eponimo di sindrome di Pickwick.

Si è visto che sono piuttosto frequenti le forme di OSAS, esse tra l'altro determinando un sonno non ristoratore fanno sì che la persona soffra comunque di sonnolenza durante il giorno, problema molto grave se si pensa quale fattore di rischio può rappresentare per soggetti che svolgono determinati lavori come, ad esempio, autisti di camion o di autobus o ancora operai che devono salire su alte impalcature." (Practice Recommendations for Diagnosis and Treatment of the Most Common Forms of Secondary Hypertension: *High Blood Pressure & Cardiovascular Prevention* 2020; Secondary arterial hypertension: when, who, and how to screen: *European Heart Journal,* 2014; Essential Hypertension vs. Secondary Hypertension Among Children: *Am. J. Hypertens.* 2015)

CHE COSA DOBBIAMO RICORDARE

1. Sarà sempre necessario escludere che l'ipertensione sia legata ad una condizione di secondarietà.
2. Valutare nella famiglia la presenza di malattie note per associarsi ad elevati valori pressori.
3. Valutare la presenza di patologie in distretti particolari come i reni, le arterie, apparati ghiandolari.
4. Considerare, soprattutto negli obesi, una componente legata alle apnee notturne.

Cap. 10 - IPERTENSIONE: I SINTOMI

"Ma insomma Paolo, abbiamo, o meglio mi hai, parlato tanto di ipertensione ma non ricordo che si sia ancora messo a fuoco il problema della sintomatologia delle persone con la pressione alta! Io, te l'ho detto, ho cominciato a lamentare mal di testa, ma molti altri che conosco non si sono mai accorti di nulla…"

"È vero Ernesto! Le persone affette da ipertensione arteriosa sono molto spesso del tutto asintomatiche. Talora però, se ben indagate, possono svelare particolari disturbi che sono molto indicativi per una condizione di ipertensione e inducono pertanto di necessità ad eseguire approfondimenti diagnostici vuoi di laboratorio, vuoi strumentali.

Ancora una volta l'elemento da valorizzare in maniera superlativa che cosa sarà? So che me lo stavi dicendo. La storia familiare!

Per il resto il discorso sarebbe abbastanza breve in quanto non esiste una sintomatologia specifica per l'ipertensione e per di più come abbiamo detto prima assai spesso gli ipertesi sono asintomatici. Questo spiega perché l'ipertensione arteriosa venga anche definita da qualcuno, con un certo gusto per le storie poliziesche, come il *killer silenzioso*.

I sintomi in effetti, come avevamo avuto modo di dire prima, non sono sintomi specifici ma fanno riferimento per lo più a condizioni di sofferenza di varie strutture che siano andate incontro a una più o meno effettiva disfunzione. Sono segnalate vertigini, disturbi di vista come offuscamento o comparsa di *punti neri,* definiti comunemente *mosche nel campo visivo*, più raramente con la comparsa di *puntini luminosi.*

Anche il *mal di testa* è uno dei sintomi che spesso sono riferiti dagli ipertesi. In particolare è assai significativo un Paziente che vanga a lamentarsi non tanto di mal di testa ma di senso di cappa specialmente a livello occipitale, dietro la nuca. Lo descrivono spesso come avere un *cappello di piombo in testa*. Tu, se ben ricordo, ne sai qualcosa di mal di testa…, ma attento, se i livelli pressori sono particolarmente elevati alcuni possono sperimentare anche un *affaticamento* legato ad un sovraccarico di lavoro per la pompa cardiaca che talora si accompagna a *palpitazioni* e che, se non corretto e magari in un contesto ove sia elevato anche il colesterolo, prelude ad ulteriori sintomi focalizzati a livello cardiaco come *mancanza di respiro* per attività fisiche ordinarie o addirittura senso di *oppressione toracica*.

Un tempo veniva molto valorizzato il fatto che comparisse in pieno benessere un episodio di *sangue dal naso*, quella che si chiama *epistassi*."

"È proprio vero! Ricordo ancora mia nonna che subito faceva riferimento alla pressione alta per suo marito quando gli capitava di vedere che aveva il fazzoletto abbondantemente macchiato di sangue! E come non bastasse ne riferiva con compiacimento dato che la convinzione comune allora era che la pressione alta si era sfogata dal naso piuttosto che essere andata nella testa…"

"Già, ne avevo sentito parlare anch'io. C'era la convinzione che potesse essere mutuato, in un certo senso, il beneficio che veniva attribuito al salasso [nota] come procedura per sgravare la circolazione. Ma sai, le convinzioni erano tante e ancora molte sopravvivono. Pensa a quante persone sono ancora oggi dell'idea che la pressione sia alta solo se avvertono disturbi, giramenti di testa, cefalea, palpitazioni, …

Ma andando avanti, un problema spesso non evidenziato adeguatamente, ma ciò non di meno assai importante anche per i risvolti psicologici che comporta, e che si è dimostrato avere un rapporto stretto con l'ipertensione, è rappresentato dalla *disfunzione erettile*. Questo specialmente se concomitano il diabete, soprattutto, ma anche l'obesità. Tra l'altro questa problematica riveste importanza tanto come sintomatologia d'esordio che in seguito come condizione da verificare alla luce di possibili effetti collaterali legati alla terapia antiipertensiva impostata per quella persona.

Per di più è stato visto che nel caso quest'ultimo disturbo sia presente, sarà importante eseguire una *stadiazione vascolare* del nostro Paziente poiché molto spesso il deficit di erezione non è altro che la manifestazione di una lesione ateromasica a carico dei vasi afferenti tale distretto e di conseguenza una spia di impegno ateromasico possibilmente a livello generale."

"Che cosa intendi per stadiazione vascolare?"

"Si intende uno *studio per verificare la presenza di lesioni ateromasiche nei distretti arteriosi*. Si inizia con un ecodoppler ai vasi carotidei al collo ed un elettrocardiogramma. È stato dimostrato che la situazione alle carotidi è in un certo senso lo specchio di quella alle coronarie ti avevo detto, ovvero se le carotidi sono prive di lesioni si è ragionevolmente ottimisti sulla condizione coronarica. Sarà poi da inquadrare il circolo arterioso degli arti inferiori e il distretto aortico come avevamo specificato a suo tempo, ricordi? Ciò non di meno, inquadrato adeguatamente il soggetto, sarà anche da prendere in considerazione l'eventuale esecuzione di un elettrocardiogramma da sforzo, il cicloergometro, una volta che le condizioni generali si presentino adeguate a sostenere la prova. Anche nel caso della disfunzione erettile l'ecodoppler ci sarà di aiuto, consentendo di verificare lo stato dell'irrorazione del pene e la sua risposta a vari tipi di stimolo farmacologico."

"Senti un po', visto che affronti questo aspetto della vita di coppia, come iperteso devo limitarmi nei rapporti con mia moglie? In pratica l'attività sessuale negli ipertesi come deve essere considerata?"

"Indubbiamente l'attività sessuale possiamo assimilarla ad esercizio fisico, che porta anche ad uno sforzo. Per questo come si è detto per l'attività fisica in generale è bene che l'organismo proceda con un impegno regolare al fine di raggiungere un livello di adeguato allenamento. È stato visto che dedicarsi con regolarità all'attività sessuale consente di ottenere un effetto favorevole sui valori pressori. L'acme del rapporto si accompagna ad un aumento pressorio, è indubbio, ma è rarissimo che questo sia stato visto causare eventi acuti cardiocircolatori. È un motivo ulteriore che ci sottolinea l'importanza di combattere i vari fattori di rischio, fumo, colesterolo, sedentarietà, obesità, per citarne solo alcuni, al fine di dare spazio agli effetti benefici dell'attività fisica alla quale è assimilabile l'attività sessuale. Pertanto se uno avesse problemi inerenti alla sfera sessuale ne parli liberamente e con chiarezza al proprio Medico che conoscendo il livello di rischio cardiovascolare del suo Paziente potrà valutare se sia il caso di definire con più precisione il suo stato generale."

"Ho capito, i rapporti sessuali fanno bene anche a me che sono iperteso, ma è stato importante che mi sia affidato al mio Medico e così dovrebbe fare chiunque sapesse di avere la pressione alta. Ma andiamo avanti, scusa se ti ho interrotto..."

"Tranquillo. Anche lo specialista oculista ci verrà in aiuto verificando lo stato del *microcircolo al fondo dell'occhio* per valutare la eventuale presenza di lesioni che possano contribuire a definire con ancor più precisione lo stato del nostro Paziente. Infatti a seconda del grado di severità dell'ipertensione si avrà la comparsa di lesioni caratteristiche che vanno dai *segni di incrocio* fra i piccoli vasi arteriosi e quelli venosi, fino poi agli *essudati* come indici di danno della struttura arteriolare, e finalmente all'*edema centrale della papilla* terminazione del nervo ottico, lo stadio di maggior gravità.

Non dobbiamo dimenticare tra l'altro che in casi particolari si possono verificare situazioni nelle quali l'ipertensione raggiunge livelli particolarmente elevati o può far comparire segni inequivocabili di danno d'organo. Si tratta delle cosiddette *urgenze ed emergenze ipertensive*."

"Mi fai pensare a qualcosa di molto grave ..."

"In effetti sono situazioni molto delicate ed impegnative. Ma cerchiamo di precisare in che cosa consistono. In primo luogo vi sono delle sostanziali differenze fra urgenze ed emergenze. Le *emergenze ipertensive* consistono nel presentarsi in un Paziente di pressione arteriosa nettamente elevata, la diastolica supera spesso i 120-130 mmHg, con la comparsa di sintomi e segni clinici che testimoniano la comparsa di danno ad uno qualsiasi degli organi di cui abbiamo trattato in precedenza: andando con ordine – ricordi – i grossi vasi, il cervello, il cuore, i reni, la retina.

Nota Per salasso si intende una procedura nota ai Medici fin dall'antichità che consiste nel praticare un'incisione a livello di una vena del braccio, di solito alla piega del gomito, da cui appunto deriva il nome tecnico di *flebotomia*, e consentire al sangue di uscire abbondantemente. Si determina in tal modo una riduzione del carico di volumi in circolo. È ragionevole ritenere che in origine sia stato rilevato un certo beneficio legato al contestuale calo della pressione sanguigna. L'effetto positivo legato alla riduzione dei volumi circolanti peraltro sarà apparso senza dubbio più chiaro specialmente nelle situazioni di affanno respiratorio dovuto a scompenso cardiaco. Prima dell'entrata in uso dei farmaci diuretici, il salasso era ancora considerato nel trattamento dello scompenso acuto ed attualmente è ancora considerato in situazioni particolari.

177

Il Medico è impegnato ad affrontare prontamente il quadro clinico trattando l'ipertensione per ridurne i valori e far sì che non vadano a danneggiare sempre più gli organi coinvolti. Un Paziente di questo tipo deve essere trattato in terapia intensiva e con l'impiego di farmaci antiipertensivi per infusione.

Diverso il caso delle *urgenze ipertensive* nelle quali i valori di pressione arteriosa si manifestano ancora una volta a livelli nettamente elevati però senza segni di danno d'organo e senza una significativa sintomatologia soggettiva da parte del Paziente o per lo meno con sintomi estremamente sfumati. In questo caso il Medico dovrà affrontare un adeguamento terapeutico e somministrare subito un farmaco antiipertensivo, di solito è sufficiente per bocca.

Sarà richiesta in particolare una attenta riflessione da parte del Medico per individuare quelle situazioni che possono porre il Paziente in una condizione di stress e fargli aumentare la pressione come forma reattiva ovvero individuare le cosiddette *false urgenze ipertensive*. È il caso tipico della persona che sa di essere ipertesa e corra al Pronto Soccorso perché si è accorta di perdere sangue dal naso: è tale lo stress di tale situazione in molte persone che sfido chiunque di loro ad avere la pressione normale, figuriamoci se si tratta di un iperteso. Ma poi pensa alle crisi d'ansia, le tensioni per momenti critici sul lavoro, le situazioni di panico, senza dimenticare poi le crisi ipertensive postoperatorie che tipicamente si possono talora osservare in soggetti ipertesi trattati in maniera non adeguata in precedenza..."

"Ti operano e ti succede una crisi di pressione alta?"

"Sì, sono di solito interventi di chirurgia vascolare che implicano il coinvolgimento di zone ricche di quei barocettori di cui abbiamo parlato prima. Ricorderai che avevamo detto della biforcazione carotidea, ed anche delle coronarie ..." (Management of arterial hypertension: *Herz* 2017; Headache and arterial hypertension: *Neurol Sci* 2017)

CHE COSA DOBBIAMO RICORDARE

1. Non ritenere che l'assenza di sintomi o disturbi sia testimonianza di normalità dei valori di pressione arteriosa.
2. Valorizzare cefalea gravativa, palpitazioni, comparsa di affaticamento per attività abituali, epistassi.
3. Considerare la presenza di disfunzione erettile.
4. Approfondire sintomi visivi come punti neri o, al contrario, puntini luminosi.

Cap. 11 - IPERTENSIONE E ALIMENTAZIONE

"Il pasto che consumiamo ogni giorno, gioca un ruolo importante nella salvaguardia del nostro star bene! Ormai sono innumerevoli gli studi che dimostrano quanto sia importante limitare l'assunzione di cibi ricchi di sale da cucina, prodotti ipercalorici oppure ricchi di grassi, senza dimenticare gli innumerevoli preparati ricchi di zuccheri semplici o ancora i rischi legati nel caso si abbia l'abitudine di abbondare con le aggiunte di zucchero. Di solito, tra l'altro, chi è propenso a questo stile alimentare tende ad essere restio ad inserire nella propria dieta porzioni di verdura, oppure porzioni di frutta, se non quella sciroppata o caramellata."

"Concordo pienamente! Ricordo benissimo che alla visita di leva ero proprio magro, poi con il lavoro, sedentario, ed ancor più con le riunioni serali con gli amici di famiglia dopo il matrimonio ho dovuto progressivamente, come si dice ... allargare la cintura ... ed in effetti sono stati gli anni in cui ai controlli mi hanno cominciato a riscontrare aumento del colesterolo, dei trigliceridi ed il mio Medico ha iniziato a farmi raccomandazioni...non mangiare questo, non mangiare quello, poco di quell'altro ... era diventato un percorso ad ostacoli così che spesso il sistema più comodo era ... far finta di niente, tanto mi sentivo bene ..."

"Ah non c'è dubbio, ma il problema è che i danni non si verificano nell'arco di un giorno o di una settimana bensì con il perdurare di certe situazioni, ricordi che ne abbiamo già discusso, soprattutto se c'è una determinata predisposizione genetica. Ma attento, prima che tu mi obietti che se c'è la genetica di mezzo allora siamo a posto, ti rammento che quella è solo, come dire, il terreno, o come preferisce esprimersi ora quel nostro conoscente che ha frequentato il corso per sommelier il *terroir*, ed anche il *terroir* migliore se non lo semini e non lo curi non dà frutti o ne dà scarsissimi, per cui se si mantiene un comportamento corretto nei confronti dei fattori di rischio anche la genetica avrà una sua espressione assai più contenuta. In pratica bisogna che ci si renda conto che le nostre abitudini a tavola sono responsabili nel dare la possibilità di esprimersi in maniera più marcata al nostro patrimonio genetico. Quest'ultimo non lo possiamo modificare, l'abbiamo ereditato e ce lo dobbiamo tenere, volenti o nolenti, ma le abitudini alimentari sono tutta nostra responsabilità! Entriamo nel campo dell'*epigenetica*!" (Fig. 31)

"Epigenetica? Se non mi tradiscono le reminiscenze scolastiche vuol dire *sopra alla genetica*. Giusto?"

"Esatto. Rappresenta lo studio di tutti quei comportamenti e di quelle condizioni che vanno ad influire sulla espressione del nostro patrimonio genetico. Oggi è argomento di grande interesse in moltissimi campi. Il metabolismo e molte malattie trovano nuovi e importanti spunti di ricerca e di approfondimento alla luce delle nozioni fornite da questo nuovo ambito della scienza. L'alimentazione, il fumo, lo stress, influenze ambientali, il nostro microbiota [Nota 1] e molte altre situazioni ancora contribuiscono a modificare l'espressione del patrimonio genetico senza apportare alterazioni alla struttura del DNA."

"Ho capito! Mi viene da pensare alla matita che usavo in ufficio, era sempre la stessa, della stessa marca e della stessa durezza, ma a seconda di come si usava il temperino ottenevi una traccia più o meno sottile …"

"In un certo senso è proprio così. Ma tornando al nostro discorso, nel caso di peso ed ipertensione e mettiamoci pure anche il diabete, non dimenticare che il problema di base sono le abitudini a tavola!"

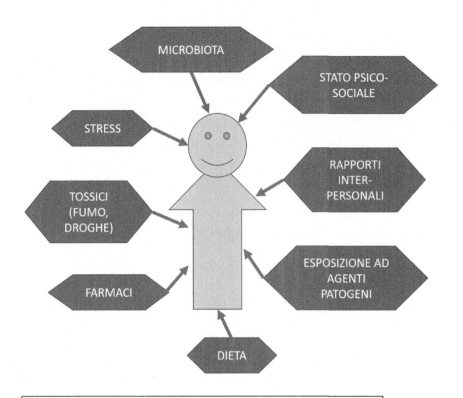

Fig. 31 – Fattori che hanno influenza sull'epigenetica.

"Beh, in effetti mi sono reso conto che molti dei nostri problemi hanno un'espressione che è fortemente legata al nostro comportamento a tavola. Penso al diabete o all'aumento dei grassi del sangue, colesterolo, trigliceridi…Mio cognato che se ben ricordi è diventato diabetico verso i cinquant'anni, nei primi tempi non c'era verso di fargliela capire: la dieta la seguiva ma, come dire, un po' alla sua maniera. Solo quando ha visto che i valori di glicemia andavano sempre meno bene nonostante prendesse regolarmente le pastiglie che gli aveva prescritto il suo Medico, ha deciso di cambiare atteggiamento e di seguire la dieta con scrupolo, ora è rigorosissimo, con il risultato che è calato notevolmente di peso ed ha potuto addirittura ridurre la dose di medicine."

"È proprio così! Ma devi considerare che un atteggiamento prudente a tavola preferendo una dieta ricca di verdure e frutta, povera di grassi e come ti avevo già detto con scarso uso di sale da cucina, sodio in pratica, ha un effetto sovrapponibile sugli ipertesi. E questo soprattutto se si accompagna ad un calo di peso, nel caso ce ne fosse bisogno, con un graduale avvicinamento a quello che viene definito il peso ideale. Pensa che hanno verificato che ogni chilo di riduzione del peso corporeo consente la riduzione di un mmHg della pressione arteriosa! Te ne avevo già parlato. Non sai quanti ipertesi in sovrappeso, una volta che si convincono dell'importanza di ridurre il peso corporeo, sono riusciti a ridurre anche la dose di farmaci antiipertensivi."

"Se penso a tanti ragazzini che fanno largo uso di merendine e bevande zuccherate…si vedono molto spesso già sovrappeso. Per il loro bene i genitori dovrebbero fare una seria riflessione!"

"La riduzione del peso ovviamente è raggiunta impegnandosi in uno sforzo che sarà il risultato del convergere fra riduzione di quante calorie vengono introdotte e di quante ne vengono consumate con un regolare impegno di attività fisica."

"In pratica un bilancio fra entrate ed uscite! Era un problema all'ordine del giorno in ditta per cui so bene di che cosa si tratta. Se si vuole ottenere una riduzione delle riserve in magazzino dobbiamo combinare la riduzione degli ordinativi in ingresso con, e soprattutto, l'aumento delle dismissioni ai vari reparti e alla distribuzione. D'altro canto è un po' anche come il conto in banca…"

"Già, proprio vero, mi piace che mantieni sempre la tua vena un po' ironica…

Io posso dirti a questo punto che è vero quello che riporta un vecchio detto espressione del filosofo tedesco Feuerbach: *noi siamo quello che mangiamo*. All'origine, nei primi anni del diciannovesimo secolo, questa espressione faceva indubbiamente riferimento ad altri aspetti, in primo luogo il fatto che solo con un adeguato sostentamento alimentare si sarebbe potuti arrivare ad una maturazione di corpo e mente e così rendere possibile una elevazione culturale degna delle filosofie del periodo. In seguito, come è andata crescendo la conoscenza relativa agli aspetti del metabolismo ed alle sue influenze sulla salute, si è sostituita una visione più focalizzata all'aspetto organico: in pratica gli errori insiti nelle abitudini alimentari ci portano ad uno stato di salute che di essi risente in termini ormai ben chiari e precisi [Nota 2].

L'OMS ha stilato delle raccomandazioni che vertono proprio su questi aspetti. Rappresentano la somma di quelle considerazioni che abbiamo fatto poco fa: limitare l'uso di sale da cucina, limitare i grassi, fare uso abbondante di frutta e verdura, essere molto attenti al peso corporeo.

Negli Stati Uniti è stata proposta specificamente per i soggetti con problemi di ipertensione arteriosa la cosiddetta dieta DASH, acronimo che sta per *Dietary Approaches to Stop Hypertension*, ovvero *Approcci Dietetici per combattere l'Ipertensione*. In ultima analisi valorizza anch'essa le raccomandazioni di cui abbiamo parlato facendo luce sulle indicazioni a prediligere determinati alimenti invece di altri e limitando l'utilizzo di sale, carni rosse, grassi di derivazione animale, carboidrati semplici, alcol (vedi tabelle seguenti). Per quanto riguarda il sale, sì è giusto evitare di aggiungerne a tavola o

---

[Nota 1]: Il **microbiota** rappresenta tutta la miriade di batteri e virus che normalmente albergano nel nostro organismo, sia all'interno del tubo digerente che alla superficie cutanea o delle vie aeree. Sono forme vitali che si sono evolute assieme all'uomo e con il quale hanno costituito un vero e proprio rapporto di coesistenza e mutuo aiuto. Noi forniamo l'ambiente per la loro sussistenza, essi producono sostanze vitaminiche ed altre ancora che sono divenute essenziali per l'equilibrio delle funzioni immunologiche e metaboliche del nostro organismo.

nella preparazione dei cibi, ma bisogna che si tenga conto anche di quello che è contenuto nei vari prodotti che utilizziamo per preparare le varie pietanze. Questo è particolarmente importante per coloro che per i motivi più vari, spesso per i tempi ristretti consentiti dagli impegni di lavoro, fanno uso abituale di cibi preconfezionati, salse, prodotti elaborati. Senza parlare dei comuni dadi da brodo e di tutti i preparati per accrescere la sapidità dei piatti. Sono tutti ricchi di quello che si definisce *sale nascosto*. D'altro canto non bisogna dimenticare che il sale è utilizzato in molti alimenti per il suo elevato potere di conservazione, vedi ad esempio i salumi e gli insaccati."

"Ho visto in commercio preparati che vengono definiti a basso contenuto di sodio. In che cosa consistono? Utilizzando questi si può ottenere lo stesso effetto al gusto rispetto al sale da cucina

---

CIBI CHE UN IPERTESO È BENE EVITI

Pane condito e salato, ideale sarebbe il tipo toscano

Alimenti conservati sotto sale, in scatola o salamoia, dadi ed estratti di carne poiché contengono elevate quantità del cosiddetto "sale nascosto"

Cibi affumicati (salmone), cibi sott'olio (funghi, acciughe), o sotto sale (capperi, alici)

Cibi precotti, patatine fritte, crocchette di pollo fritte ed altri tipi di snack salati, vari tipi di fritture

Salse elaborate come maionese, ketchup, intingoli vari

Condimenti grassi come margarina, burro, lardo, panna,

Insaccati come mortadella, salame, salsiccia,

Torte, pasticcini, merendine e altri tipi di prodotti simili in quanto ricchi di grassi e zucchero (ricordare il rapporto peso/pressione!);

Bevande ricche di zucchero come cola, bibite varie o anche succhi di frutta perché contengono zucchero anche se rappresentato in percentuale più o meno grande da fruttosio: danno molte calorie e si deve fare attenzione per il compenso glicemico, per il peso e specialmente se vi sono problemi di iperuricemia!

---

nella preparazione dei cibi? E noi ipertesi ne possiamo far un uso normale?"

"Sì hai visto bene! Sono prodotti che contengono una percentuale di circa un terzo di cloruro di sodio e poi a seconda dei diversi preparati del commercio in gran parte cloruro di potassio o anche altri sali di potassio o magnesio. Sono senz'altro preferibili per un iperteso. Nel caso si avvertisse una minore sapidità dei cibi sarà bene imparare a rimediarvi facendo uso di erbe aromatiche o spezie.

Se poi passiamo a considerare i grassi, in effetti non sembra vi sia una rilevanza diretta con l'ipertensione, però come ti ho detto prima più introduci cibi ricchi di grassi e più facilità avrai ad aumentare di peso e certezza di aumento dei loro livelli nel sangue, ad esempio, come ricorderai sicuramente il colesterolo. Entrambe queste due situazioni, l'aumento di peso e l'aumento dei grassi nel sangue, che costituiscono chiari fattori di rischio per l'ipertensione e per la malattia aterosclerotica - ricordi? le placche nelle arterie che riducono il calibro e rendono difficile il passaggio del sangue – ed in tal modo espongono al rischio di trombosi e alle conseguenze che ben conosciamo: infarti, paralisi, …"

"In pratica più si aumenta di peso e più c'è tendenza ad aumentare la pressione del sangue, ed inoltre sia per la pressione che per il colesterolo si danneggia sempre più la circolazione. Giusto? Un gatto che si morde la coda … però avrai sentito parlare anche tu nella pubblicità di acidi grassi saturi e insaturi, di omega tre …"

"Già oggi anche nelle confezioni dei cibi sono riportate le percentuali di quelle componenti lipidiche. Gli acidi grassi non sono altro che catene più o meno lunghe di atomi di carbonio legati l'un l'altro e ad atomi di idrogeno e che ad un'estremità presentano la struttura dell'acido organico.

Immagina l'atomo di carbonio come una pallina con quattro gancetti ai poli. Due si legano ciascuno al gancetto dell'atomo di carbonio adiacente l'est a destra e l'ovest a sinistra, mentre nord e sud ciascuno ad un atomo di idrogeno. Questa è la sequenza tipica di un acido grasso saturo come sono ad esempio i grassi animali. Il loro tipo varia a seconda di quanto è lunga la catena degli atomi di carbonio. Per di più questa struttura tende a far sì che a temperatura ambiente siano allo stato solido, vedi il burro o il lardo...

Diversamente gli acidi grassi di derivazione vegetale tendono ad essere liquidi nelle stesse condizioni, vedi l'olio d'oliva... e questo perché? Perché nella loro catena uno degli atomi di carbonio si va a legare con uno vicino impiegando non uno ma due dei gancetti di cui abbiamo parlato prima lasciandone uno solo per un atomo di idrogeno. Questo comportamento, che è quello che definisce un *doppio legame*, può verificarsi una sola volta nella struttura dell'acido grasso come nel caso dell'acido oleico, quello appunto dell'olio d'oliva, o anche più d'una come nel caso di altri oli vegetali come il linoleico ...

Gli *omega tre* sono infatti acidi grassi con tre doppi legami ovvero con tre atomi di carbonio che si legano a uno dei vicini con un doppio legame. La loro importanza venne individuata alcuni decenni or sono quando i ricercatori scoprirono che gli Esquimesi che si nutrono con abbondanza di pesce erano soggetti molto di rado ai problemi dell'aterosclerosi e si vide che questo dipendeva dal fatto che nella loro dieta la quantità di grasso era prevalentemente derivata dal pesce ricco appunto di acidi grassi omega tre ovvero con tre doppi legami.

Gli omega tre possiedono importanti azioni plastiche sulla membrana delle cellule, azione antitrombotica ed antiinfiammatoria. Inoltre favoriscono il consumo dei trigliceridi e la prevalenza delle lipoproteine che veicolano il colesterolo buono, l'HDL. Per aumentare la loro assunzione dovremmo innanzi tutto inserire nella nostra dieta razioni di pesce. Particolarmente ricco ne è l'olio di fegato di merluzzo, quello che tanti anni fa veniva distribuito anche nelle classi delle elementari per combattere il

---

Nota 2: Abbiamo fatto riferimento spesso al termine **aterosclerosi**. Questa rappresenta una malattia delle arterie che consiste nella formazione alla loro superficie sul versante endoteliale delle cosiddette placche ateromasiche: strutture più o meno rilevate che comportano una riduzione del calibro del vaso, il quale può giungere a non essere più pertanto in grado di fornire agli organi a valle la quantità di sangue necessaria alle loro necessità metaboliche. Ne fanno le spese abitualmente il cuore nel caso di placche alle coronarie – cardiopatia ischemica -, il cervello se si formano alle carotidi – ictus, paralisi -, gli arti nel caso si sviluppino a livello delle arterie che li riforniscono – marcia claudicante. Un caso particolare sono le arterie renali ove possono instaurarsi le modificazioni che inducono l'ipertensione nefro-vascolare a causa della stenosi dell'arteria renale.

Le placche sono l'evoluzione delle situazioni di sofferenza endoteliale con l'insorgenza di uno stato di infiammazione degli strati della tonaca intima, la quale porta a modificazioni strutturali della parete arteriosa con deposito di grassi e cellule infiammatorie. La familiarità e i consueti fattori di rischio sono i promotori di tale situazione patologica.

Tutte queste alterazioni si accompagnano inoltre alla modifica della distensibilità vasale con evoluzione verso una condizione di rigidità strutturale.
Ecco svelate le due componenti della malattia **atero-** (le placche) - **sclerotica** (la rigidità di parete).

Inoltre dobbiamo tenere presente che le irregolarità parietali e la condizione di infiammazione locale che accompagna queste placche fanno sì che al loro livello si possa talora innescare un processo trombotico che determina l'occlusione dell'arteria e la perdita di irrorazione dell'organo a valle. È questa la serie di eventi che abitualmente sta alla base dell'infarto cardiaco o cerebrale.

rachitismo in quanto rappresenta pure una importante fonte di vitamina D. Altre fonti importanti sono sgombro, salmone, tonno, pesce spada, aringhe, anche il pesce azzurro seppur in minor misura. Poi se ne trova seppur in minor quantità nell'olio di lino, di soja, nelle noci e nelle mandorle e nel loro olio."

"Ho capito, dovrò fare i complimenti a mia moglie che ama preparare pietanze a base di pesce. E i trigliceridi, che acidi grassi sono?"

"No, non sono acidi grassi, ma sono composti da tre acidi grassi legati ad una molecola di glicerolo, ecco da dove deriva il nome tri-gliceridi, mi spiego? Nel caso siano composti da acidi grassi a catena non molto lunga, fino a 10-12 atomi di carbonio, si caratterizzano per una grande efficienza metabolica che fornisce notevole energia senza stressare in maniera particolare i sistemi enzimatici dell'organismo. Oggi sono utilizzati anche in ambito medico in particolari condizioni che del loro impiego si possono giovare. Li troviamo nei grassi del latte di mucca, di pecora e di capra. Quest'ultimo, dopo quello di asina, è il più simile al latte materno, e pertanto ideale per i bambini come alternativa a quello della mamma o nella fase di svezzamento.

È molto importante tenere presenti tutti questi aspetti, così come sono sempre da considerare con molta attenzione gli impieghi di condimenti che prevedano l'uso di margarine. Infatti per produrre questi panetti solidi vengono sottoposti a processi industriali di idrogenazione grassi insaturi vegetali liquidi in origine ma che solidificano incorporando l'idrogeno con rottura dei doppi legami durante la procedura. Però contemporaneamente modificano anche la loro struttura che assume una conformazione per nulla favorevole dal punto di vista metabolico."

"In pratica meglio preferire condimenti naturali ... "

"Proprio così! Pensa invece al beneficio di introdurre nella nostra dieta una quantità maggiore di frutta e di verdura (vedi tabella). Da un lato si tratta di alimenti sostanzialmente poveri di sodio e dunque non espongono al rischio legato alla sua eccessiva introduzione. Poi ci danno un apporto di sostanze preziose come vitamine e sali minerali. Non ultimo ci forniscono una notevole componente di fibra alimentare che svolge due importanti funzioni. Da un lato aiuta a regolarizzare la funzione intestinale, sapessi quante persone che fanno uso prevalente di cibi raffinati lamentano poi una marcata difficoltà all'evacuazione con tutto quello che ciò comporta …

Ma una seconda importantissima funzione la svolgono regolarizzando anche l'assorbimento della componente di carboidrati che compone la nostra dieta riducendo quello che altrimenti, nei pasti ricchi di carboidrati semplici, sarebbe un vero e proprio stress per le cellule che producono l'insulina, l'ormone che come sai governa il metabolismo del glucosio, la componente base dei carboidrati semplici."

"Mi parli di carboidrati semplici, ma spiegami però di che cosa si tratta ..."

"Hai ragione Ernesto. Devi sapere che a grandi linee possiamo suddividere i *carboidrati, o zuccheri*, in due grandi categorie. Quelli *semplici* rappresentati da molecole che si presentano e svolgono la loro azione come unità singole: il glucosio o il fruttosio, per citare i più noti. Gli altri, quelli *complessi*, sono molecole di più grandi dimensioni formate da due o più unità di zuccheri semplici. Fra queste ne abbiamo di molto comuni: pensa all'*amido*, formato da lunghe serie di molecole di glucosio, o al *lattosio*, lo zucchero del latte formato da una molecola di glucosio attaccato ad una di galattosio, o per finire a quello che mettiamo nel caffè e chiamiamo abitualmente lo *zucchero* ovvero il *saccarosio*

CIBI CHE UN IPERTESO È BENE PREFERISCA

Pane con poco sale

Riso e Orzo

Carne fresca preferibilmente magra: per esempio pollo, tacchino, coniglio, vitello, cavallo, ...

Pesce fresco: per esempio salmone, merluzzo, nasello, branzino, orata, trota o sogliola, pesce azzurro

Latte scremato o parzialmente scremato

Formaggi freschi non stagionati, Yogurt magro, Ricotta, Mozzarella

Frutta fresca, non quella ricca di zucchero in particolar modo se diabetici e/o sovrappeso

Verdure fresche (ricche di sali minerali, vitamine e antiossidanti), Legumi ricchi di proteine vegetali

Come condimento: Olio extravergine di oliva, Aceto, Succo di limone

Erbe aromatiche e spezie: aglio, cipolla, basilico, rosmarino, salvia, origano, noce moscata, pepe, peperoncino ...

---

formato da una molecola di glucosio attaccata ad una di fruttosio. I vegetali sono ricchi di fibra e di carboidrati complessi, pertanto svolgono una azione favorevole rallentando la velocità di assorbimento dei nutrienti come prima ti ho spiegato. Una attenzione particolare bisogna porla però nei confronti delle patate, ricchissime di amido e quindi di calorie da carboidrati. Anche la farina apporta una notevole quantità di carboidrati e per questo è meglio preferire quella integrale per accrescere la componente di fibra.

La frutta possiede una azione favorevole poiché è ricca di potassio che è una sostanza utile nel controllo della pressione. Ma non solo! È anche ricca di sostanze che si sono viste svolgere un'azione di prevenzione nei confronti della malattia aterosclerotica. Ti ricordi? ne abbiamo parlato poco fa. Come sempre è però necessario fare anche attenzione al singolo soggetto e ai problemi di fondo che presenta. Ad esempio pensiamo al nostro iperteso. Fare uso di uva, un classico frutto di stagione, fa bene poiché contiene potassio, ferro, magnesio, vitamine del gruppo A, B, e polifenoli ai quali sono state riconosciute notevoli proprietà contro l'aterosclerosi. Ma d'altro canto, come ben sai, l'uva è dolce, talora molto dolce, e questo è legato alla presenza abbondante negli acini di zuccheri semplici in particolare glucosio."

"Mi viene da pensare che va tutto bene per me che sono iperteso ma se fossi anche diabetico tutti quegli zuccheri non sarebbero un toccasana ...correrei il rischio che il danno legato alla gran quantità di zuccheri, quelli che tu hai definito semplici - giusto? – sopravanzerebbe di gran lunga i benefici legati all'introduzione di vitamine, sali minerali e tutto il resto ..."

"Esattamente! E così lo stesso ragionamento lo possiamo fare per i fichi secchi, i cachi, le banane, i datteri. Per non parlare di frutta sciroppata o di frutta candita ... D'altro canto è pur vero che le attenzioni dietetiche devono tener conto non solo della quantità di zuccheri di un alimento ma anche di quello che è stato definito *indice glicemico* ovverossia, in parole semplici, la velocità con cui un alimento viene digerito e permette di far assorbire lo zucchero e di conseguenza far aumentare la glicemia. Comprendi bene che è diverso se l'incremento della glicemia avviene tutto in mezz'ora piuttosto che se si diluisce in più ore evitando così di stressare le cellule di produzione dell'insulina."

"Dunque le regole per l'alimentazione in uno come me che sono iperteso, sono quelle che mi hai esposto. D'accordo, mi hai spiegato per bene come comportarmi a tavola, però vorrei sentire da te qualche indicazione anche su quello che accompagna il cibo: le bevande!"

"Senz'altro! Guarda le bevande zuccherate sono da limitare ampiamente per gli stessi motivi a cui abbiamo fatto riferimento parlando dei carboidrati. Sono ricche di zuccheri semplici e pertanto danno un apporto notevole di carboidrati rapidamente assorbibili e molte calorie nel contempo. Attento anche ai succhi di frutta! Bene per la componente legata alla frutta ma sovente sono ricchi di zuccheri semplici con tutto quello che ciò comporta."

"Rapidamente assorbibili, dunque, e in base a quello che mi hai detto prima ad alto indice glicemico dato che non c'è nulla da digerire e vanno a stressare il bilancio glicemico e l'insulina."

"Bravo Ernesto. Senza dimenticare che giocano un ruolo non indifferente nelle dinamiche di incremento di peso in certe persone. Ma oggi la tavola è spesso arricchita da una bottiglia di buon vino. Dobbiamo tener presente che l'eccesso di alcol si associa ad un aumento della pressione arteriosa mentre dosi modeste si è visto sono favorevoli nell'azione di protezione contro l'aterosclerosi.

Di solito si tende a concederne una piccola dose, in pratica due bicchieri al massimo in un giorno, ma di quelli da 125 cc, negli uomini ed uno soltanto nelle donne. Stesso discorso possiamo estenderlo alla birra, al massimo un quarto di litro. Attenzione ai superalcolici! Si ammette che talora se ne possa assumere un piccolo bicchierino. Dimezzate le dosi nella donna anche in questo caso. Era invalsa la consuetudine un tempo di consigliare un bicchierino di superalcolico in caso di dolori cardiaci da insufficienza coronarica nella convinzione che l'alcol determinasse una vasodilatazione anche a livello delle arterie coronarie favorevole a far regredire il sintomo, ma si è persa avendo ora a disposizione farmaci ben più efficaci e di provata azione. È vero che l'alcol determina una vasodilatazione ma è soprattutto a carico del circolo cutaneo con rossore e senso di calore peraltro assai fugaci. Demolita la convinzione, tra l'altro, che l'assumere alcol consenta di riscaldarsi!"

"Già è un luogo comune! E molti ne sono proprio convinti. Ho dei vecchi colleghi appassionati di montagna che portano sempre con sé una fiaschetta con dentro grappa o cognac. E, attento, sai che io sono un amante della tazzina di caffè e non mi alzo mai da tavola senza averlo bevuto. Fa male all'iperteso?"

"Il caffè come il tè contengono sostanze, caffeina per il caffè teina per il tè. In particolare la prima svolge azioni sul metabolismo dei mediatori nervosi e pertanto arriva a mimarne l'azione, pensa all'adrenalina. In tal modo ne accentua l'azione sul sistema nervoso e sul sistema circolatorio. È per questo che di solito può evocare una certa eccitazione, proprio come di allerta, che si può tradurre a seconda delle diverse persone in lievi tremori, comparsa di qualche fascicolazione – comune il tic alla palpebra – e soprattutto insonnia e spesso palpitazioni con aumento di frequenza cardiaca. Tanto si è discusso sugli effetti del caffè ma i lavori più recenti tendono a destituirlo di responsabilità nell'induzione di stati ipertensivi. D'altro canto si è visto che bevendo una tazzina di caffè si introducono anche sostanze ad azione antiossidante, polifenoli e altre sostanze ad azione antiinfiammatoria che contribuiscono a determinare l'aroma ed il gusto del caffè così come abbiamo imparato nel caso di un calice di buon vino come ci ha insegnato quel nostro amico sommelier.

Oggi sono valorizzate anche altre sostanze che si sono viste essere in grado di influenzare, seppur limitatamente, i valori pressori in maniera favorevole: l'aglio e la cipolla, il sedano, la pera, la bietola, la curcuma, il carciofo, il pomodoro, in pratica si valorizza ancora una volta il potere di tanti vegetali di fornire sostanze polifenoliche o sali minerali di cui è stata evidenziata una azione positiva nelle dinamiche della circolazione. Non ultimo il cioccolato, quello fondente, che preso in dose modesta, 15-20 grammi in pratica, fornisce anch'esso polifenoli ad azione antiaterogena ed antiipertensiva."

"Sarò molto più motivato ora che quando prendo alla sera un pezzetto di cioccolato so che lo faccio per il mio bene…"

"Proprio così. Ma mi viene ora alla mente che un'altra situazione da non sottovalutare e che anzi negli ultimi anni ha assunto un'importanza sempre più rilevante, è rappresentata dall'aumento dei valori di acido urico. Un tempo questo si poneva in relazione esclusivamente con la gotta, ne avrai sentito parlare… Oggi invece si è riscontrato che incrementi anche modesti, da un lato vanno a braccetto con la presenza di altri fattori metabolici noti per essere di danno vascolare, come gli aumenti di colesterolo, trigliceridi, glicemia, dall'altro che si comportano, come dire, come le truppe d'assalto che vanno a scompaginare le linee nemiche. Nel nostro caso vanno a danneggiare gli strati più delicati della parete vasale."

"L'endotelio!"

"Bravo, proprio l'endotelio, determinando alterazioni che facilitano la formazione di placche aterosclerotiche. Per di più si è visto che l'aumento dei valori di acido urico comporta una elevazione dei valori pressori aumentando il rischio di ipertensione arteriosa. All'inizio della nostra storia di umani questo aumento ha avuto grande importanza, ma ora sta assumendo proporzioni preoccupanti."

"Sono curioso: che cosa intendi con questo discorso?"

"Ne parleremo magari in un altro momento [Nota 3]. Il laboratorio oggi stabilisce limiti di rischio legati alla prevalenza di popolazione ma, come insegnava il mio Maestro, stare molto attenti se si vede che l'uricemia supera i 5 mg per decilitro!"

"In quel caso si dovrà intervenire su dieta, attività fisica, magari con farmaci specifici…"

"Esatto, la dieta nel caso dell'iperuricemia è assai importante: in primis per ridurre il peso corporeo. Inoltre sarà importante nella dieta ridurre i grassi, gli zuccheri ed in particolare il fruttosio, eliminare gli alcolici, ridurre quei cibi che favoriscono l'apporto degli elementi che servono per la produzione dell'acido urico da parte dell'organismo: le purine. Quali sono i principali cibi ricchi di purine: pesce azzurro, molluschi, cacciagione, frattaglie e cervello, fegato, rognone."

"Mi fai venire a mente che dai nonni sentivo spesso parlare dell'azione antiipertensiva delle pere ed anche ricordo a volte parlavano di una dieta per la pressione a base di aglio oppure di limone… Ma tornando alla tazzina di caffè ho sentito dire da qualcuno che prende il caffè così si riduce l'appetito e si facilita il calo di peso. Appunto il peso … questo un problema nel caso dell'ipertensione, vero?" (The role of diet for prevention and management of hypertension: *Curr Opin Cardiol* 2018; Adherence to the dietary approaches to stop hypertension diet and risk of stroke: Medicine, 2018; Novel Dietary Approaches for Controlling

High Blood Pressure: Nutrients 2020; The Mediterranean Diet and Incidence of Hypertension: Am J Epidemiol 2009)

(Nota 3) Nel corso dell'evoluzione si ebbe una mutazione genetica che determinò la perdita della capacità da parte di nostri antenati primordiali di sintetizzare l'enzima *uricasi* in grado di degradare l'acido urico a prodotti eliminabili facilmente con l'urina. Questo portò ad avere livelli più elevati di tale sostanza nell'organismo di quei primati. Tra gli effetti che questo ha determinato si ebbe un aumento di 4-5 mmHg della pressione arteriosa. Un valore sufficiente per consentire ad essi di assumere la posizione eretta senza soffrire di giramenti di testa da difficoltà di irrorazione dell'organo dell'equilibrio quale si sarebbe verificata con i valori di pressione più bassi. Sarebbe cominciata in tal modo la storia della "*scimmia bipede*" in grado di esplorare meglio la savana e individuare più facilmente i pericoli ma anche le possibili fonti di nutrimento. Per di più è stato visto che modesti aumenti di acido urico favoriscono lo sviluppo di interconnessioni fra le cellule del sistema nervoso, le sinapsi, e rendono più efficiente quella che, riferendoci ad un computer, potremmo definire "l'unità centrale".

CHE COSA DOBBIAMO RICORDARE

1. Una corretta alimentazione rappresenta un caposaldo irrinunciabile per affrontare in maniera corretta il percorso di trattamento per l'ipertensione arteriosa.

2. Non bisogna però dimenticare che tale approccio è essenziale anche per la gestione di tutti quei fattori di rischio noti per influenzare negativamente i diversi aspetti della malattia aterosclerotica, il diabete, la patologia da acido urico. Condizioni che entrano in gioco a loro volta, ciascuna a proprio modo, anche nella malattia ipertensiva.

3. Il comportamento a tavola e le diverse abitudini di vita, influenzano l'espressione del patrimonio genetico della persona rendendo possibile la manifestazione più o meno rilevante di malattie per le quali si è ereditata la predisposizione genetica: l'epigenetica.

4. Il sovrappeso è un elemento che favorisce la comparsa di ipertensione.

5. Il sale da cucina è uno degli elementi la cui assunzione è da controllare in maniera precisa: non superare i 5 grammi di sale da cucina al giorno, per la dieta di una persona normale, conteggiando nella cifra sia il sale aggiunto che quello presente per natura nei cibi.

6. Limitare nettamente i grassi saturi e preferire quelli insaturi nei limiti previsti dallo schema dietetico.

7. Limitare i carboidrati semplici e preferire quelli complessi meglio se in cibi integrali.

8. Non più di un bicchiere da 125 ml di vino due volte al dì nell'uomo ed uno solamente nella donna.

9. Fare attenzione ai livelli di acido urico.

Cap. 12 - IPERTENSIONE ED ATTIVITA' FISICA

"Si ne ho sentito anch'io parlare in quei termini del caffè. Ma adesso che mi hai tirato in ballo il problema del peso parliamo di questo. All'inizio se ricordi si parlava che il nostro peso è il risultato del bilancio fra le entrate alimentari e le uscite legate all'attività fisica. In pratica sono entrambe variabili sulle quali noi possiamo efficacemente intervenire. Del cibo abbiamo parlato, per quanto riguarda l'attività fisica dobbiamo considerare che svolge un'azione favorevole tanto nell'uomo che nella donna e a qualunque età.

Dobbiamo però essere attenti che per attività fisica non dobbiamo pensare a certe mode che si basano essenzialmente nell'eseguire esercizio fisico per sviluppare le masse muscolari."

"Il *body building!*"

"Ecco, tanto per fare un esempio. L'attività fisica a cui dobbiamo fare riferimento è quella leggera ma regolare sia in palestra che svolgendo pratiche sportive come ciclismo, nuoto, o semplicemente facendo lunghe camminate, proprio come stiamo facendo noi adesso. I muscoli in queste condizioni sono attivati ma con un ritmo che consente loro di mantenere una costante adeguata irrorazione e pertanto si definiscono *esercizi aerobici o isotonici*. Non deve essere un impegno caratterizzato dallo stress della competitività, né quello che richiede uno sforzo sempre elevato e concentrato in breve tempo come potrebbe essere per esempio il sollevamento pesi o certi tipi di attività di palestra. Sono questi ultimi esercizi che proprio per le modificazioni che inducono nelle masse muscolari durante il loro svolgimento si definiscono *esercizi anaerobici o isometrici*. Lo stesso nuoto, se consiste in impegni strenui per garantire il risultato, o la bicicletta se prevede percorsi che fanno compiere pedalate su strade in forte salita sulle montagne.

Ciò non di meno l'attività fisica, come si dice, deve far sentire un po' il fiatone per essere efficace.

Tra l'altro pensa che svolgere una regolare attività fisica porta un beneficio tangibile a chiunque sia affetto anche da altri fattori di rischio oltre la sedentarietà appunto. Uno dei vantaggi più importanti, e più concreto particolarmente in coloro che sono sovrappeso, è proprio la possibilità di riuscire a ridurre la massa corporea, buttar giù chili! Ti ricordi quando ti avevo detto che calare un chilo di peso determina una riduzione di un mmHg di pressione arteriosa?"

"Sì, sì, mi ricordo bene …"

"In che modo questo può verificarsi? Si è visto che l'attività fisica regolare determina un calo dell'attività del sistema nervoso, in particolare andando a ridurre l'azione di quelle fibre che, ricorderai, vanno a controllare il tono di contrazione della muscolatura dei vasi. In questo modo permette alla circolazione di entrare in una fase di rilassamento. Poi non dimentichiamo l'azione favorevole che una regolare attività fisica esercita anche sul tono dell'umore specialmente se è un'occasione per consentire un sano processo di socializzazione."

"Hai ragione! Lo stiamo sperimentando proprio oggi…"

"L'attività fisica, tra l'altro, per essere efficace è bene sia svolta almeno tre volte alla settimana per almeno una ventina di minuti, se poi si riuscisse a ritagliare una mezz'oretta tutti i giorni sarebbe l'ideale…"

"Ti capisco ma con tutti gli impegni del lavoro ed anche adesso che sono pensionato non è che mi resti molto tempo. Però mi rendo conto che è una scelta molto importante per la nostra salute. Dunque mi impegnerò ancora di più! Ma mi viene da chiederti c'è un limite al quale dobbiamo stare attenti durante l'attività fisica?"

"Sì è bene controllare la frequenza cardiaca che non deve superare determinati livelli. Si è convenuto che il limite deve stare su di un valore rappresentato dalla frequenza di base a riposo a cui va sommato il 50% della differenza tra quel valore e la frequenza massimale. Quest'ultima è una grandezza che una volta si tendeva a calcolare con molta praticità impiegando la formula 220 meno gli anni di età, ma ora con una certa maggior dose di precisione svolgendo la semplice formula che prevede di sottrarre a 208 il 70% del numero corrispondente agli anni di età."

"Mi fai tornare alla mente quando si diceva che la pressione del sangue è 100 più l'età ..."

"Sì è vero, ma facciamo un esempio. Attento che adesso dobbiamo fare un po' di calcoli a mente. Tu hai 68 anni pertanto $208 - (68 \times 70\%)$ darà $208 - 47,6$ cioè 160 arrotondando per difetto. Di conseguenza ponendo che la tua frequenza cardiaca di base a riposo sia 70 battiti al minuto dovremo calcolare $160 - 70$ ovvero 90 che diviso a metà ci dà 45. Ne deriva che la tua frequenza limite in corso di attività fisica dovrà essere $70 + 45$ cioè 115 battiti al minuto."

"Ho capito! Dovrò munirmi di uno di quegli apparecchi che monitorano la frequenza cardiaca!"

"Sì, è una buona idea!"

"Per chi tende ad avere valori elevati di pressione è importante scegliere attività fisiche che non comportino sforzi intensi per breve tempo, magari con impegno anche dei muscoli del torace con blocco della respirazione. Il sollevamento pesi, per esempio di cui già abbiamo già detto, come pure tutte quella attività che richiedono tensione muscolare concentrata nel tempo come ti dicevo prima. Quello che stiamo facendo adesso, una bella camminata invece è ottimo. Se non ricordo male tu una volta eri un valente ballerino. Ecco, il ballo come attività svolta regolarmente potrebbe anch'essa fare al caso tuo."

"Lo terrò presente! Ma se volessimo scendere un po' più nel particolare che cos'è che non va bene nelle attività dove si esercita uno sforzo intenso in breve tempo?"

"Beh devi considerare che uno sforzo, proprio per il significato che porta con sé, determina un'elevazione della pressione arteriosa, perché si accompagna ad una maggior attività del sistema nervoso che risponde allo stress. Dunque aumento della pressione in particolare. Però se lo sforzo è legato ad un'attività fisica aerobica di quelle che abbiamo chiamato isotoniche, ricordi come il nuoto o la bicicletta, anche la risposta nervosa avrà un suo andamento temperato e condurrà in maniera significativa ai benefici dell'allenamento. Diversamente devi considerare che, come avevamo detto in merito allo strato più interno del muscolo cardiaco, ricordi, anche i muscoli di braccia e gambe durante la contrazione vedono ridurre il loro contributo al letto circolatorio complessivo e limitare l'apporto di sangue ad irrorarli. Ecco perché si definiscono esercizi anaerobici come il tipo di metabolismo che li caratterizza che consuma zuccheri e produce acido lattico. Come conseguenza si avrà un aumento delle resistenze e così anche in questo caso un ulteriore contributo a far salire la pressione del sangue. Per di più l'aumento dell'acido lattico trova un letto microcircolatorio poco perfuso e di conseguenza ristagna causando una relativa acidosi con sofferenza delle strutture cellulari locali. Nelle attività aerobiche (isotoniche) di cui parlavamo, nuoto, bicicletta, camminate, ballo, invece questa situazione è transitoria legata alla ciclica, contrazione della muscolatura, vedi la pedalata in bicicletta o la bracciata durante il nuoto. Dopo di che il muscolo si rilassa e consente la ripresa dell'irrorazione che troverà però a suo vantaggio un letto microcircolatorio dilatato contribuendo così alla riduzione delle resistenze circolatorie e di conseguenza della pressione."

"E questi sono gli esercizi aerobici se ho capito bene..."

"Proprio così Ernesto. Inoltre c'è un altro aspetto da considerare nelle attività anaerobiche che richiedono sforzi elevati di tipo isometrico come il sollevamento pesi, quello che abbiamo preso come esempio tipico. In quelle situazioni quando lo sforzo è massimo, impone alla persona di bloccare i movimenti respiratori per stabilizzare la muscolatura della gabbia toracica. Questo determina un aumento di pressione all'interno della gabbia toracica stessa che impedisce al sangue di ritorno dalle vene periferiche tramite le vene cave, ricordi, di giungere all'atrio destro facendo aumentare la pressione nei distretti venosi a monte, situazione molto sfavorevole per chi abbia problemi di varici venose. Ne consegue tra l'altro che quello che abbiamo imparato a chiamare cuore destro, cioè quello che invia il sangue ai polmoni, avrà poco sangue a sua disposizione e per di più dovrà lavorare contro resistenze aumentate. Il sangue inoltre non avrà la possibilità di ossigenarsi adeguatamente. Un aggravio ulteriore per la pompa ..."

"Indubbiamente c'è una grande differenza fra i due tipi di attività. Certamente chi si dedica attivamente a quegli sport intensivi anaerobici seguirà anche un allenamento ben studiato e particolare che tenda ad antagonizzarne gli effetti sfavorevoli. Ma visto che parliamo per una persona come me, che mi posso considerare quello che si definisce l'uomo della strada iperteso per di più, queste attenzioni mi sembrano della massima importanza!

Senti Paolo, abbiamo parlato dei problemi determinati dallo sforzo intenso, possiamo provare a riassumere i benefici dell'attività fisica per l'organismo dell'iperteso?"

"Certamente! Ma considera che essi non sono esclusivamente per l'iperteso, bensì per ognuno di noi che si dedichi con scrupolo ad eseguire una regolare attività fisica.

L'azione benefica sarà legata tanto all'attenuazione del tono nervoso sulla circolazione quanto al miglioramento del tono umorale. Dal punto di vista circolatorio, inoltre, lo stimolo legato all'attività fisica favorisce il mantenimento di una valida rete capillare che anzi viene stimolata ad accrescersi con i benefici che puoi ben comprendere sia sul versante dell'apporto di ossigeno che dei nutrienti. Pensa quanto sarà utile questo per il muscolo cardiaco! Tra l'altro dilatandosi ed estendendosi il circolo periferico si crea una condizione che tende a favorire una riduzione delle resistenze periferiche."

"E poi penso sia massimo il vantaggio per quanto riguarda il calo ponderale ed il maggior consumo di calorie con riduzione dei depositi di grasso... sai che in effetti da quando faccio regolarmente passeggiate come oggi, mi si è ridotta nettamente la pancetta..." (Acute and chronic effects of aerobic and resistance exercise on ambulatory blood pressure: *Clinics* 2010; Aerobic interval training reduces blood pressure and improves myocardial function in hypertensive patients: *Eur J Prev Cardiol* 2011; High versus Low-Moderate Intensity Exercise Training Program as an Adjunct to Antihypertensive Medication: *J. Pers. Med.* 2021; Exercise and Cardiovascular Risk in Patients With Hypertension: *Am J Hypertens* 2015).

CHE COSA DOBBIAMO RICORDARE

1. Evitare l'attività fisica che prevede sforzi sostenuti per tempi brevi, isometrica.
2. Preferire le attività che richiedono uno sforzo distribuito nel tempo, isotoniche, senza contrazioni massimali.

Cap. 13 – IPERTENSIONE E FUMO

"Mi hai parlato di alimentazione, di attività fisica. Ora io ti chiedo quello che si chiederanno un sacco di ipertesi come me. Ma la sigaretta dopo pranzo fa male? In altre parole fumare è nocivo nell'ipertensione?"

"Che cosa vuoi che ti dica. Secondo me l'abitudine al fumo è comunque nociva. È inutile cercare di giustificarsi come spesso si sente dire: è una sola dopo pranzo per digerire meglio... Il fumo contiene sostanze nocive, in primo luogo, come prodotti di combustione, filtri o non filtri, ma poi devi considerare che determina l'assorbimento per il tramite della mucosa orale di prodotti ad azione sul sistema nervoso e sulla circolazione come la nicotina ad esempio. In pratica ogni volta che metti in bocca una sigaretta ed aspiri il fumo imponi al sistema cardiocircolatorio una serie di stress che si traducono in aumento della frequenza cardiaca e della pressione del sangue. In altre parole è come se inducessi una forma di ipertensione con le tue mani. Se l'abitudine è di lungo periodo capisci che anche gli effetti di quell'ipertensione saranno protratti su cuore e sistema circolatorio portando ai danni di cui abbiamo già parlato.

Ma poi pensa anche al fatto che i polmoni si trovano a dover gestire non aria solamente ma una miscela di aria e gas di combustione del tabacco e della carta della sigaretta. Pensa quanto più dovrà lavorare il sistema per poter fornire l'adeguata quantità di ossigeno di cui abbisognano i vari organi se quando passa nei polmoni il sangue non potrà ossigenarsi come necessario. E chi dovrà lavorare di più? Specialmente il cuore che si troverà a dover aumentare la frequenza a fronte di un apporto alle coronarie di sangue meno ben ossigenato, e con uno sforzo maggiore dovendolo pompare in un albero circolatorio dai valori pressori aumentati a causa dell'azione della nicotina."

"Allora è questa la strada che porta ad aumento di infarti cardiaci nei fumatori?"

"Esattamente. Il fumo predispone all'ipertensione ma anche a malattie coronariche ed ai loro effetti come appunto l'infarto, e a tutte le condizioni che vedono nel danno alle arterie la loro causa come, ad esempio, ictus e dilatazioni vasali, quelle che ti ricordi si definiscono aneurismi. Senza peraltro dimenticare che alla base vi sono i danni allo strato delle cellule dell'endotelio con quello che ciò comporta: perdita della produzione di fattori vasodilatatori e innesco della condizione di infiammazione delle strutture vasali.

Sugli altri danni del fumo che espone a malattie polmonari infiammatorie o neoplastiche non è questo il momento di parlarne." (Cigarette smoking and hypertension: *Curr Pharm Des* 2010; Smoking and hypertension: what is behind the mask? J Hypertens 2020; Smoking and blood pressure: A complex relationship: *Presse Med* 2017; Parental smoking and blood pressure in children and adolescents: *BMC Pediatrics* 2019)

CHE COSA DOBBIAMO RICORDARE

1. Fumare fa male!
2. Sia per le sostanze derivanti dal tabacco che per i prodotti di combustione.
3. Il primo a soffrirne è l'endotelio e questo porta con sé un danno della funzione e della struttura vasale.

Cap. 14 - IPERTENSIONE RESISTENTE

"Il discorso che ora affronteremo, Ernesto, è uno di quelli che mettono spesso a cimento in maniera pesante la capacità del Medico di affrontare il problema dell'ipertensione. Parleremo della ipertensione resistente."

"Bene sono proprio curioso. Non vorrei che anch'io andassi a rientrare in quella categoria. Devo cominciare a preoccuparmi?"

"Ma dai sta tranquillo…che altrimenti ti sale la pressione! Si definisce *resistente* una forma di ipertensione che si mantiene al di sopra dei fatidici 140/90 mmHg in una persona che stia già assumendo una terapia robusta addirittura con l'associazione di tre diversi farmaci. Terapia prescritta con ciascun componente alla dose più elevata consentita, o per lo meno tollerata, e che comprenda nel cocktail anche un diuretico.

L'attribuzione viene posta dopo che ovviamente si sono escluse tutte le condizioni che avrebbero reso inaffidabili le misurazioni eseguite dal Paziente. Il metodo di misurazione deve essere corretto, deve essere stato escluso un *effetto da camice bianco*, le dosi impiegate devono essere effettivamente le ottimali od almeno quelle più alte tollerate dal Paziente. Inoltre è molto importante che il Paziente sia rivalutato per escludere che assuma in realtà altri farmaci noti per possedere azione ipertensivante o sia dedito ad abitudini voluttuarie che possano influenzare negativamente i valori pressori. Ma, al di là di tutto questo, scommetto che non immagini quale sia la causa più comune di ipertensione resistente!"

"Fammi pensare …il caso di una persona con un restringimento - hai detto che si chiama stenosi vero? – dell'arteria renale, il quale mette in moto tutta la serie di eventi a catena di cui abbiamo parlato. In quel caso mi viene da pensare che farmaci o non farmaci se non risolvi la stenosi …"

"Beh, mi complimento con te perché hai fatto un bel ragionamento. Purtroppo però hai perso la scommessa! *La causa più frequente di ipertensione resistente è la scarsa adesione del Paziente alla terapia*: assunzioni scordate, dosaggi autoridotti, sostituzione di propria iniziativa di un farmaco con prodotti alternativi, solo per citare alcuni dei motivi più comuni. Ricordo ancora un'anziana signora ricoverata perché ritenuta affetta da ipertensione resistente. Si scoprì che in realtà le compresse che le portava ogni mattina l'infermiera, di nascosto le infilava nel terriccio di un piccolo vaso di fiori che teneva sul comodino in quanto era convinta che i *farmaci fossero tutti veleni*."

"Ma senti, mi sembra impossibile, se penso a quello che mi stai raccontando tu ma anche a quanto mi aveva spiegato, seppur in maniera molto più concisa ma pur sempre chiara, il mio Medico non riesco a concepire come una persona si comporti in maniera così superficiale, irresponsabile direi, nei confronti della propria salute…"

"Eppure è così, pur con differenze, a tutte le latitudini ed in tutti gli ambienti sociali …

Dunque, dopo aver escluso tutte le motivazioni prima ricordate e che chiamerei di difetto tecnico, se il Paziente si confermasse effettivamente resistente dovremmo riprendere in considerazione la possibilità che ci si trovi di fronte ad una forma di ipertensione secondaria.

Detto questo comprendi senz'altro che una forma di ipertensione resistente è bene che sia avviata ad un Centro specializzato nella diagnosi e nella cura della malattia ipertensiva in quanto può richiedere tutta una serie di esami di laboratorio e strumentali che in quei luoghi sono facilmente eseguibili dato che sono allenati ad affrontare questo tipo di problemi."

"Sono d'accordo"

"Comunque sarà in ogni caso da stabilire se ci si trova di fronte ad una delle situazioni di falsa resistenza, la più importante delle quali l'abbiamo discussa prima: la mancata adesione alla terapia. Saranno da escludere situazioni da effetto camice bianco facendo fare come io dico ai Pazienti i *compiti a casa* ovvero educandoli ad eseguire personalmente delle misurazioni in modo corretto a domicilio per poi valutarne i risultati. Oppure prescrivendo un monitoraggio della pressione ambulatoria delle 24 ore. Ne avrai senz'altro sentito parlare, è quello che impropriamente molti chiamano Holter pressorio [Nota]. Si monta il manicotto al braccio della persona e a questo si collega un piccolo strumento, non più grande di un pacchetto di sigarette, che adeguatamente impostato provvede a misurare automaticamente la pressione arteriosa di solito ogni 15 minuti di giorno ed ogni 20-30 minuti di notte. È molto utile nella diagnostica delle vere condizioni di resistenza.

Anche le sostanze ad azione adrenergica ad uso voluttuario di cui abbiamo parlato in precedenza, ricordi cocaina, amfetamine, così come molti altri tipi di farmaci, gli antiinfiammatori in primo luogo, possono porre il nostro Paziente nella condizione di essere di difficile controllo terapeutico per quanto riguarda l'ipertensione. Ti renderai conto, comunque, che tutti questi casi sono in realtà delle forme fasulle di resistenza! E pensa quelle di cui fino ad ora abbiamo parlato rappresentano circa il 50% dei casi. Solo i restanti sono sostenuti da condizioni di vera resistenza. Come non bastasse la consapevolezza nel Paziente del perdurante riscontro di valori pressori non adeguatamente controllati, influisce in maniera negativa sul benessere psicologico della persona, con le ripercussioni non favorevoli che si possono ben immaginare da parte della emotività sui valori pressori. Pertanto sarà da considerare imperativo categorico per il Medico l'impegnarsi ad ottenere il più efficace controllo dei valori pressori nel Paziente anche per poter essere nella condizione migliore per definire una effettiva situazione di resistenza."

"Pertanto anche lo stress di cui tanto si parla gioca un ruolo in questa situazione?"

"Certo. Vale la pena che ne parliamo un po' …" (Impact of Therapeutic Lifestyle Changes in Resistant Hypertension: *Prog Cardiovasc Dis.* 2020; Therapy-resistant and therapy-refractory arterial hypertension: *Internist*, 2018; Pathogenesis of drug-resistant hypertension: *Semin Nephrol* 2014; Sleep-disordered breathing and resistant hypertension: *Semin Nephrol.* 2014; Modulation of Sympathetic Overactivity to Treat Resistant Hypertension: *Current Hypertension Reports* 2018)

(Nota) La definizione Holter pressorio è impropria in quanto richiama l'effettivo esame Holter che si riferisce esclusivamente alla registrazione per 24 ore dell'ECG. Il monitoraggio pressorio si deve definire esclusivamente *Monitoraggio pressorio delle 24 ore ambulatorio.*

CHE COSA DOBBIAMO RICORDARE

1. Garantirsi che il paziente assuma correttamente la terapia.
2. Escludere condizioni reattive come l'ipertensione da camice bianco.
3. Considerare che possa essere in gioco una forma secondaria non svelata nella prima fase di inquadramento del paziente.
4. Verificare situazioni non svelate di stress.

Cap. 15 - IPERTENSIONE E STRESS

"È comune la cognizione che lo stress è un elemento che va a gravare su molti aspetti della nostra vita. Da molto tempo è sulla bocca di tutti l'espressione *sei stressato* oppure *sarà lo stress* nel momento che si cerca di analizzare il comportamento di un conoscente o darvi una motivazione."

"È quello che pensavo anch'io quando mi hanno detto che ero iperteso. In effetti essere passati da un lavoro di responsabilità come era quello che portavo avanti in ditta - ero responsabile degli acquisti sai? - alla vita del pensionato mi sono trovato, come dire, a terra senza più quella carica che mi faceva andare a mille ogni giorno. È per quello che ho iniziato ormai da diversi mesi a tornare da queste parti, che conosco da molti anni, per fare delle belle camminate ..."

"Ti capisco. In un certo senso, se mi permetti, più che altro tu hai cambiato il tipo di stress nel senso che mentre andavi in ufficio eri sempre all'erta per le responsabilità del tuo lavoro, in seguito dopo il pensionamento è subentrato un diverso tipo di stress che potremmo definire di tipo carenziale. Comunque sia nell'un caso che nell'altro il tuo organismo è sempre stato sotto pressione, pressione diversa e con manifestazioni differenti. Lo stress ormai da molti anni è stato responsabilizzato come uno degli agenti nocivi nella vita di ciascuno di noi. Aveva uno scopo ben preciso quando i nostri antenati vivevano nelle pianure primitive ed avevano come obiettivo principale quello di salvaguardare la propria vita. Erano animati da quelle reazioni che ora osserviamo negli animali della savana quando assistiamo ad una di quelle belle trasmissioni sulla natura."

"Vuoi dire che il nostro comportamento negli anni duemila non ha nulla di diverso da quello dell'uomo delle caverne?"

"In un certo senso è proprio così, con una differenza che non so quanto possa essere positiva. Allora i nostri antenati reagivano in maniera improvvisa, possiamo dire acuta, al pericolo ma solo nel caso il pericolo si presentasse. Ora invece l'uomo contemporaneo, se ci pensi bene, non è raro che viva durante tutta la giornata situazioni che tendono ad essere fonte di stress: l'ambiente di lavoro, quando il lavoro c'è oppure la mancanza dello stesso con quello che ciò comporta, i rapporti di vicinato, il traffico ed il tempo trascorso nei trasferimenti quotidiani, sperando che anche l'ambiente familiare non sia da considerare nell'elenco. In pratica l'uomo oggi si trova molto di frequente in una condizione che potremmo definire di *stress cronico* ed anche la stampa ci pone tutti i giorni di fronte a fatti di cronaca dove entra in gioco un aumento di aggressività. Pensa quanto si sono impoveriti i rapporti interpersonali se sempre più persone trovano praticamente solo nei cosiddetti *social media* la possibilità di interfacciarsi con gli altri. Una maniera che di necessità esclude quella fase di contatto diretto e che ti ricordi avevamo segnalato importantissima come retaggio ancestrale dell'attività dei neuroni specchio."

"È proprio vero. Questa, tra l'altro, è una situazione che va a gravare negativamente sull'organismo immagino ..."

"Infatti. Pensa all'ulcera, ai disturbi digestivi e soprattutto a quanto frequenti siano condizioni che spesso ricadono nel nome generico di colon irritabile. E pensa all'ipertensione l'oggetto della nostra chiacchierata. Ma questo da che cosa dipende? Dipende sostanzialmente dalla serie di azioni esercitate dalla mente e dal sistema nervoso, quella parte che controlla i diversi distretti del nostro corpo. Ti ricordi quando abbiamo parlato di ormoni dello stress, si parlava di adrenalina e noradrenalina liberate dalle terminazioni nervose direttamente ed anche dalle zone centrali delle ghiandole surrenali. Si parlava di cortisolo anch'esso prodotto dalle surrenali ma nella loro zona periferica. Una volta liberate nel circolo sanguigno svolgono le loro azioni inducendo la contrazione delle arterie e delle vene oltre ad accentuare la forza di contrazione e la frequenza cardiache e facendo così aumentare la pressione del sangue. L'aumento della pressione è, come dire, fisiologico nella reazione da stress che determina anche rallentamento dell'attività gastroenterica, aumento della glicemia, spegnimento della sensazione di appetito, allargamento della rima oculare con l'occhio che sembra sbarrato - hai presente? - vasocostrizione cutanea con impallidimento, secchezza orale, inibizione degli stimoli ad urinare od evacuare, sospensione del desiderio sessuale ..."

"Un vero disastro! Ma vuoi dirmi che al giorno d'oggi in cui molti vivono uno stress cronico, vivono anche tutta quella serie di problemi, tutti quegli effetti degli ormoni dello stress?"

"Beh, non è che nella situazione definita cronica le produzioni ormonali siano liberate acutamente. Sono in realtà adattate anch'esse alla condizione e liberate a livelli più bassi ma in maniera protratta di base per poi essere al bisogno pure liberate acutamente e spesso a livelli superiori alle attese come nel caso di una macchina con il motore sempre acceso che al segnale parte molto prima e più velocemente di quella che invece lo deve avviare. Il fatto che nell'organismo di molte persone siano presenti livelli comunque aumentati di tali ormoni espone il loro organismo ad essere più facilmente colpito da malattie tipicamente anch'esse croniche come appunto l'ipertensione, ma poi a tutta la serie di problemi legati alle modificazioni che uno stato di elevati valori pressori determina. Primo fra tutti la sofferenza degli strati endoteliali con l'innesco di quelle reazioni che facilitano l'instaurarsi di uno stato infiammatorio, spesso ben compensato dai meccanismi di controllo ma che può facilmente esplodere se interviene qualche fattore peggiorativo come fumo di tabacco, aumento di colesterolo o di glicemia, sedentarietà, sovrappeso e tutti gli altri fattori di rischio che ormai hai imparato bene a conoscere.

Ecco offerto l'organismo su di un piatto d'argento allo sviluppo di infarto miocardico, ictus, eccetera …"

"Magari anche accentuazioni dello stress espongono a quelle complicanze?"

"Proprio così Ernesto. Pensa che un gruppo di studiosi è andato ad analizzare la frequenza di eventi cardiovascolari in occasione di situazioni critiche, e come situazione paradigmatica ha considerato un episodio di terremoto avvenuto in California nel gennaio del 1994. Hanno rilevato che il giorno del movimento tellurico si è assistito ad un'impennata degli episodi cardiovascolari e in particolare di infarti. In tal modo hanno potuto mettere in risalto come l'incremento acuto della condizione di stress sia fortemente nociva all'individuo che tra l'altro, cronicamente come si era detto prima, è sottoposto ad un'azione di tipo usurante se mi consenti il termine."

"È importante, pertanto, che ciascuno scelga qualche attività per impegnare la mente e il corpo, e trarre da essa una gratificazione psicologica, che consenta di rasserenare almeno per quanto possibile la vita di tutti i giorni. Penso all'attività fisica ricreativa come sto facendo io, ma anche ad altro come il giardinaggio o il bricolage …"

"Certamente! Ma anche la lettura o la musica, attività prettamente intellettuali hanno un'analoga potenzialità benefica. D'altro canto mi viene a mente proprio adesso una cosa di cui non ti avevo parlato prima. Sai che è stato ben codificato un metodo per determinare uno stress cardiocircolatorio che va ad influire sui valori di pressione arteriosa e sull'attività cardiaca completamente diverso da quello classico? Quello, infatti, lo avrai senza dubbio già sentito nominare: il test al cicloergometro ovvero la registrazione dell'ECG mentre una persona sta facendo una pedalata della quale si può regolare lo sforzo. Il test di cui ti sto parlando invece ha una diversa modalità di applicazione: richiede l'esecuzione di uno sforzo mentale. È il cosiddetto *stress matematico* o *mental stress* per dirlo all'anglosassone."

"In che cosa consiste? Dal nome mi fa tornare alla memoria gli anni del liceo quando il professore di matematica estraeva a sorte chi immolare sull'altare dell'interrogazione e poi gli sottoponeva esercizi che in quei momenti sembravano irrisolvibili e ti facevano battere il cuore e sudare freddo…"

"Tutto sommato hai ragione, si invita una persona ad eseguire in un tempo determinato una serie di calcoli o di operazioni logiche a seconda dei modelli prescelti. Si è visto che questo vero e proprio sforzo, anche se non di muscoli ma di neuroni, determina tanto un aumento della pressione arteriosa ed uno stress della parete cardiaca con le stesse caratteristiche di quello che abbiamo descritto in occasione della chiacchierata sul cuore, ricordi? Aumenta la tensione della muscolatura di parete, aumenta la pressione all'interno della camera ventricolare, si riduce il tempo di irrorazione concesso per gli strati profondi del muscolo cardiaco e possono comparire segnali elettrocardiografici indicativi di sofferenza vascolare. Proprio come se uno stesse facendo uno sforzo fisico impegnativo.

Con questo non ti voglio spaventare ma farti capire che è necessario imparare, come dire, a gestire le tensioni della quotidianità, sul lavoro, per strada, nei rapporti interpersonali ed in ogni altra situazione che possa evocare tensione alla nostra psiche. Dobbiamo evitare che si instauri quel circolo vizioso che tende a mantenere in noi lo stress subliminale. Non ce ne accorgiamo ma, come dicevano una volta: *la goccia scava la pietra*! È proprio così, il persistere di un tale stato emozionale ci danneggia l'organismo evocando compromissioni del circolo a tutti i livelli, in tutti gli organi. È per questo che oggi viene valorizzata tantissimo quella che viene definita *pet therapy*. Aver vicino durante la giornata un piccolo animale aiuta moltissimo a sminuire le condizioni di stress specialmente quello impercettibile che comunque mina il nostro benessere.

Solo noi con la nostra volontà e dopo aver compreso l'importanza di governare la nostra quotidianità saremo in grado di contrastare quell'andamento altrimenti destinato a nuocere al nostro organismo. Non ricordi i proverbi dei nostri nonni, che erano saggezza ed erano la testimonianza di esperienza di vita di anni ed anni e di generazioni: *il sorriso fa buon sangue* oppure *cuor contento il Ciel l'aiuta.*"

"Beh, sì erano sulla bocca dei miei nonni e glieli ho sentiti pronunciare spesso ..."

"Che cosa significa? Che una propensione positiva della nostra mente è un elemento favorevole per consentirci una buona permanenza su questa terra. Ma ti dirò ancor di più, diversi studi hanno posto in risalto che una propensione alla spiritualità come ad esempio vivere la religiosità, rallenta la progressione verso la demenza senile. Uno studio è stato condotto per un anno su pazienti affetti da malattia di Alzheimer in differenti stadi, suddivisi in due gruppi: quelli con un basso livello di religiosità e quelli con un moderato o alto livello di religiosità: nei primi è stata riscontrata al termine del periodo di osservazione una perdita delle capacità cognitive del 10% superiore rispetto ai secondi.

Gli stimoli sensoriali provenienti da una normale vita sociale rallentano il decadimento cognitivo; nel caso dello studio riferito anche la religiosità interiore si è visto che ha giocato un ruolo importante per contribuire al rallentamento della perdita cognitiva. D'altro canto è stato riscontrato che un arricchimento della dimensione spirituale appare fondamentale nel trattamento dei pazienti, specialmente in caso di malattie gravi e nel contesto delle cure palliative.

Per raccontarti di una situazione all'estremo, pensa, mentre era rinchiuso nella torre di Londra, in attesa dell'esecuzione della pena capitale, Thomas Moore non si perse mai d'animo e pregava mantenendo nell'espressione della sua orazione dopo ogni invocazione anche una nota di ottimismo, che concludeva con una chiara affermazione di positività: *Dammi, Signore, il senso del buon umore. Concedimi la grazia di comprendere uno scherzo per scoprire nella vita un po' di gioia e farne parte anche agli altri.*"

"Cose da non credere! È una gran risorsa la nostra mente, anche per me che sono iperteso …"

"Senza dubbio. Ma andiamo avanti su questo argomento che mi ha sempre affascinato. Avrai senz'altro sentito parlare delle tecniche yoga. Una di queste, giunta anni fa all'attenzione, è quella che fa del ridere un vero e proprio approccio terapeutico: la *Laughter-therapy,* ovvero lo Yoga della risata. È una tecnica nata dall'unione di alcune pratiche della tradizione Yoga con esercizi specifici per evocare il riso. La disciplina dello yoga tende a suscitare un'armonia tra corpo e mente, e con gli esercizi di respirazione contribuisce ad equilibrare il sistema nervoso. Lo yoga della risata nasce con l'associare a tali pratiche il tentativo di far scaturire il sorriso da una battuta o da una situazione e risvegliare quella che viene chiamata risata interna.

Gli stimoli derivanti da situazioni umoristiche attivano la corteccia cerebrale in una di quelle *zone* che ricorderai abbiamo definito *di associazione.* Questa zona è responsabile della componente affettiva dell'umorismo e la sua attivazione produce *endorfine,* sostanze che contribuiscono a creare quella sensazione piacevole e gratificante che induce il sorriso.

E come abbiamo avuto più volte occasione di sottolineare, la nostra positività è, come dire, contagiosa, contribuisce a ridurre le tensioni relazionali e anche facilita il buon rapporto con gli altri.

Il cervello, infatti, è in grado di rilevare lo stimolo del sorriso attraverso la vista e l'udito. Questo attiva una zona particolare dell'encefalo e induce un meccanismo riflesso che provoca una risata tanto più intensa quanto maggiore sarà stato lo stimolo. È un meccanismo regolato dai cosiddetti *neuroni specchio* che contribuiscono a rinforzare tra gli individui i vincoli sociali.

Essere positivi, godere del sorriso, combatte la debolezza fisica e mentale, causa una riduzione degli effetti dello stress, calma il dolore perché distrae l'attenzione da esso e ne diminuisce l'intensità nel momento in cui ricompare. Possiede inoltre ripercussioni sul piano dell'equilibrio psicologico della persona e come non bastasse ha importanti risultati sull'insonnia e sull'ansia. Sai quante pillole per dormire di meno si consumerebbero e quanti antidepressivi resterebbero nelle loro confezioni…"

"Non ho parole. Indubbiamente sono convinto che un atteggiamento positivo nell'affrontare la giornata sia nei momenti di gioia ma soprattutto nelle situazioni di tensione porterebbe a tutti un effetto positivo!"

"Tra l'altro devi farti convinto anche che è possibile che un atteggiamento ottimistico, come una disposizione per affrontare e giudicare le situazioni, venga appreso.

È necessario che sia il nostro pensiero a cambiare, o meglio il nostro modo di analizzare la realtà e di giudicarla. Infatti la differenza che divide il mondo degli ottimisti da quello dei pessimisti è il modo con il quale inquadrano la realtà, cioè la modalità di interpretare gli eventi ed il loro significato. Non c'è nulla di meno proficuo nella vita che porsi verso sé stesso e gli altri dicendo *ma io son fatto così!*"

"Già, è un'espressione che si sente spesso …"

"Pensa d'altro canto che l'atteggiamento con cui si affronta il quotidiano si apprende fin dall'infanzia. È come se si imparasse ad indossare una lente polarizzante attraverso la quale si leggono avversità e successi mentre poi, con la crescita, diventa una vera e propria abitudine di pensiero una *modalità* con la quale giudichiamo ed affrontiamo la vita. Pensa a noi Medici che purtroppo ci capita alle volte di trovarci di fronte a situazioni molto gravi se non irreparabili. Abbiamo imparato che è incommensurabile il valore della condivisione della diagnosi! Infatti sono chiari requisiti per guarire in primo luogo l'assenza di panico qualunque sia la diagnosi, in quanto lo stress indotto dal panico blocca il sistema immunitario. Poi questo consente di avere più fiducia nell'organismo e nelle sue capacità di guarigione: è una emozione positiva che invece attiva il sistema immunitario. Ancora, se la terapia è sostenuta da gran fiducia interiore ottiene un risultato migliore. È fondamentale non perdere mai la voglia di sorridere di fronte alle prove che possono capitarci. Condividere la cura e non delegarla: diventarne protagonisti, informarsi per essere sempre attenti al processo di guarigione. Concentrare i propri interessi sulla creatività: non stare a rimuginare sulle proprie disgrazie."

"Mi rendo conto che quello che dici è proprio vero. È quello che ci insegnavano i nostri vecchi…"

"Esatto. Pensa quanto questa modifica di atteggiamento influirebbe favorevolmente sull'ipertensione, o meglio sulla pressione evitando che diventi ipertensione, con le ripercussioni favorevoli su circolazione ed organi: arterie, cervello, cuore, reni, …" (Psychological Stress in Pathogenesis of Essential Hypertension: *Curr Hypertens Rev* 2016; Psychological Stress and Arterial Stiffness: *J Psychosom Res.* 2012; Occupational stress and hypertension: *J Am Soc Hypertens* 2012)

La preghiera di Thomas Moore incarcerato nella torre di Londra in attesa della pena capitale:

"Signore, donami una buona digestione, ma anche qualcosa da digerire.

Donami la salute del corpo e il buon umore necessario per mantenerla.

Donami, Signore, un'anima semplice che sappia far tesoro di tutto ciò che è buono e non si spaventi alla vista del male ma piuttosto trovi sempre il modo di rimettere le cose a posto.

Dammi un'anima che non conosca la noia, i brontolamenti, i sospiri, i lamenti e non permettere che mi crucci eccessivamente per quella cosa troppo ingombrante che si chiama «io».

Dammi, Signore, il senso del buon umore.

Concedimi la grazia di comprendere uno scherzo per scoprire nella vita un po' di gioia e farne parte anche agli altri. Amen

CHE COSA DOBBIAMO RICORDARE

1. Le situazioni di tensione emotiva favoriscono l'insorgere di uno stato ipertensivo.

2. Lo stress favorisce l'instaurarsi di forme di sofferenza delle strutture vasali con la comparsa di uno stato infiammatorio dell'endotelio che perde le sue prerogative favorevoli per l'economia circolatoria.

3. Il metodo del mental stress viene utilizzato per sottoporre il sistema circolatorio e gli organi collegati ad una verifica della riserva funzionale.

4. Gli atteggiamenti positivi ed ottimistici hanno un'azione favorevole sul tono circolatorio.

5. L'impostazione ottimistica si apprende da piccoli ma con l'esercizio può essere fatta propria anche da adulti.

CONCLUSIONE

Mentre si dialoga con piacere non si avverte il tempo che passa. Ce ne accorgiamo solo quando si nota che il sole sta andando a nascondersi dietro la cortina delle colline che dominano il profilo dell'orizzonte. Ci guardiamo entrambi con una certa soddisfazione. Ernesto soprattutto perché sente di aver acquisito tutto sommato quegli elementi che hanno corroborato il suo nuovo ruolo di iperteso. Ma in particolare mi dice che adesso sente di essere divenuto ben più consapevole del problema e che da ora in avanti non assumerà più la terapia passivamente come qualcosa che ha prescritto il Medico e che viene percepita in un certo senso come una violenza al proprio essere, ma piuttosto ben convinto che quella piccola pastiglietta aiuterà il suo organismo a recuperare normali valori di pressione e salvaguarderà la sua circolazione e tutti i suoi organi. Anzi gli permetterà di tornare a godere delle passeggiate in collina che sono la sua passione senza più avvertire quel fastidioso, e tutto sommato preoccupante, senso di lieve affanno che lo assaliva nei mesi passati.

Io, dal canto mio, contento di aver potuto contribuire al benessere di un amico. Una persona attenta e scrupolosa nel fare le sue osservazioni, senza mai perdere di vista la dote di una vena argutamente critica che ne fa una persona di spirito. È stato bello ripercorrere tanti concetti di fisiologia e di patologia. Spero solamente che lo sforzo di stemperare il tutto in termini a lui accessibili, come ad una qualsiasi altra persona non addentro nelle problematiche mediche, abbia permesso di mantenere a tutta questa materia l'interesse che le è dovuto.

"Ciao Ernesto, buon proseguimento di camminata! Salutami a casa i tuoi!"

"Ciao Paolo! Non smetterò mai di ringraziare il momento che ho deciso di percorrere questa stradina e mi ha fatto incontrare te. Mi hai dato un sacco di notizie e di nozioni e sono sicuro che mi terranno compagnia nelle lunghe passeggiate. Se mi credi, adesso ormai è tardi, ma mi sono venute alla mente tutta una serie di domande alle quali mi piacerebbe rispondessi alla tua solita maniera: concetti complessi esposti in maniera semplice per uno come me che è profano. Ma per ora li tengo in serbo. Spero di incontrarti ancora da queste parti ed allora non potrai sottrarti ad un'altra serie di, come dire, interrogazioni, come faceva il professore a suo tempo. Ciao! Saluta a casa!"

"Allora a presto!"

Printed by Amazon Italia Logistica S.r.l.
Torrazza Piemonte (TO), Italy

53185527R00127